子宮内フローラを整える習慣

「妊活スープ」で妊娠体質に変わる

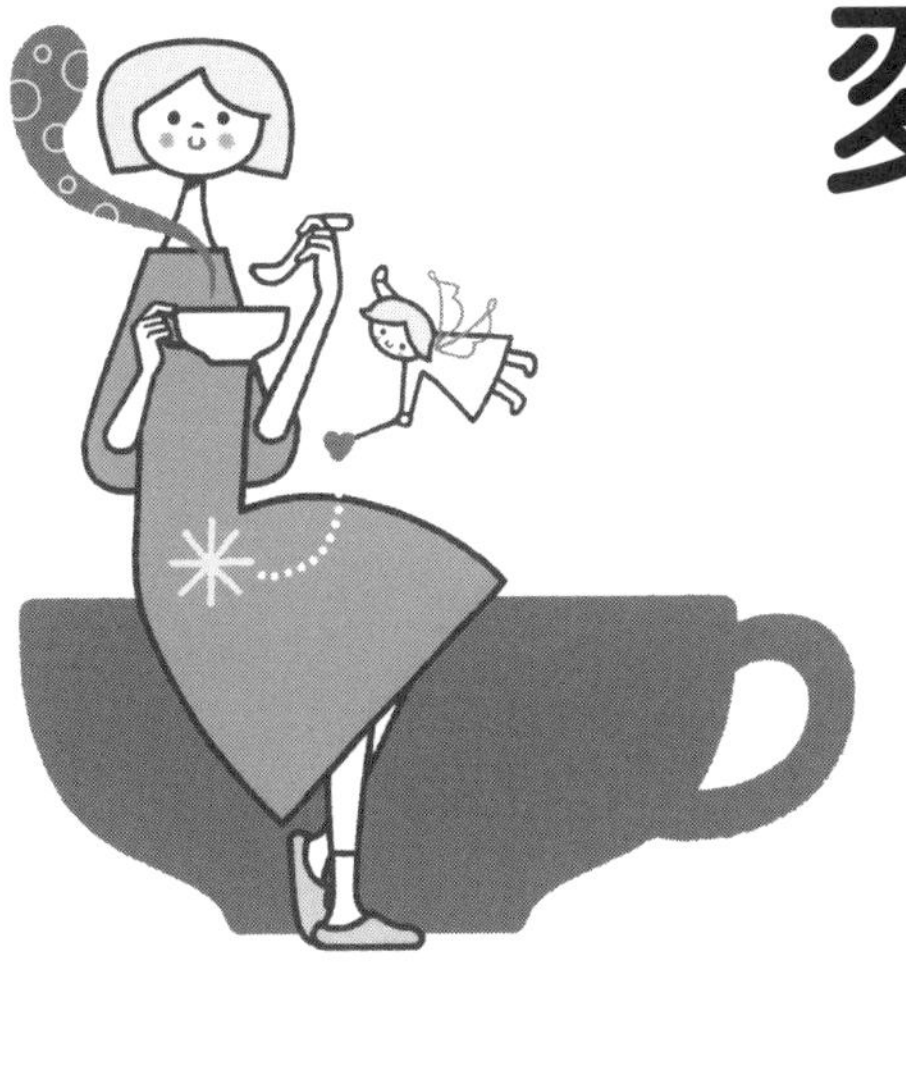

古賀文敏ウイメンズクリニック院長
古賀文敏

青春出版社

はじめに――赤ちゃんがやってくる「子宮」の秘密

「そろそろ赤ちゃんがほしいな」と思ったとき、気になるのがご自身の子宮や卵子の状態ではないでしょうか。

子宮は受精卵が着床し、赤ちゃんのベッドとなる大切な場所です。その子宮の状態が当然妊娠にも影響することは、おわかりいただけると思います。

子宮内は無菌で、菌が入らないように守られている、と長い間考えられてきました。しかし最近の研究で、実は子宮内にもさまざまな菌が存在することがわかってきたのです。それが「子宮内フローラ」です。

腸内にも細菌がいて、なかでも善玉菌は腸を整える働きをしてくれることはご存じですよね。子宮内にも同じように細菌がいて、いい子宮内細菌（善玉菌）は子宮を整える働きをしてくれます。

そして、この子宮内フローラをいい状態にするカギを握っているのが、私たちの日頃の食生活なのです。

「子宮の状態にも、食事が関係しているの？」

とびっくりされたかもしれませんね。

私は現在、生殖医療が専門の産婦人科医をしていますが、これまでに妊娠を希望する多くの患者さんとお会いしてきて、子宮内の環境がいいと、妊娠率がアップすることを実感しています。

これはとくに35歳以上の人に効果を発揮します。なぜなら、35歳以降になると、「卵子の老化」により徐々に妊娠率が低下していくというデータがあるからです。

しかし、食生活を見直すことで、妊娠率がアップする可能性があるのです。

この「卵子の老化」に対するアプローチとして、私は２０１７年に『卵子の老化に負けない「妊娠体質」に変わる栄養セラピー』（青春出版社刊）という本を出版しました。「栄養セラピー」は、正式名称を「分子整合栄養療法（オーソモレキュラー療法）」といい、欧米の最新栄養医学をもとに、内科系疾患から精神疾患まで、さまざまな病気や不調に対して薬ではなく栄養素を使う治療法です。この本では、おもに卵子のアンチエイジングに役立つ食生活のヒントを紹介しました。

そしてこの本では、「子宮」をテーマに、最新栄養医学や最新の医学研究をもとに、妊娠体質に変わる方法をお伝えしていきます。

「子宮内フローラにいい食べ物をたくさんとればいいの？」と思われるかもしれませんが、ここが難しいところで、栄養を「足し算」するだけでなく、ときには「引き算」の食べ方をすることも必要になってきます。具体的には、栄養たっぷりの「妊活スープ」を取り入れつつ、妊娠の妨げになる食材を避けたり、食事のタイミングの見直しを行います。

まずは自然妊娠を考えているという人も、今不妊治療に取り組んでいるという人も、食事の改善ならすぐに実践できますよね。

「医食同源」という言葉があるように、東洋医学では食事を重視する考え方があります。西洋医学でも、「西洋医学の父」といわれる古代ギリシャの医学者ヒポクラテスが、「汝の食事を薬とし、汝の薬は食事とせよ」という言葉を残しています。

妊娠も同じです。

医学的に効果のある治療法を取り入れていくことも大切ですが、どんな病気でも、その土台となる人の体、ひいては食事を意識しなければなりません。そしてそれは、あなた自身で「妊娠体質」をつくっていくことでもあるのです。

『子宮内フローラを整える習慣「妊活スープ」で妊娠体質に変わる』目次

はじめに――赤ちゃんがやってくる「子宮」の秘密 003

1章

「食事」が妊娠しやすい体をつくる!

――今、子宮内環境が注目される理由

「妊娠体質」は自分でつくれる! 014
妊娠するために、自分にできることはある? 016
妊娠には「食べ物」がかかわっている 017
子宮内環境も「食べ物」の影響を受けていた!? 019
栄養をとっているはずなのに、不調が起きる不思議 021
今の食生活をチェックしてみよう 024

①やせすぎタイプ（低栄養） 027
②ストレスタイプ（甲状腺機能低下） 028
③食べすぎタイプ（慢性炎症） 029
④ためこみタイプ（有害ミネラルの蓄積） 030
解決のヒントは「食事の見直し」と「妊活スープ」にある！ 031

2章

妊娠準備に欠かせない「栄養」の話
——「何を食べるか、食べないか」の新常識

「栄養」は妊娠だけでなく、子どもの将来にも関係する！ 034
日本の20代女性は、終戦直後より栄養が不足している 037
コレステロール値が低いと妊娠率も下がる 039
女性ホルモンのもととなるコレステロール 042
健康診断では見つからない「甲状腺機能」の低下 045
「副腎疲労」が原因のこともある 050

「肉を食べれば妊娠率が上がる」は本当？ 052

肉食の問題点① —— 子宮内フローラへの影響

肉は血糖値を上げないけれど、インスリンは分泌される 055
血糖コントロールよりも、インスリンコントロールが大事 058
インスリンが出すぎると、糖尿病や肥満を招く 062
妊娠に悪影響を与える「慢性炎症」の問題 064
子宮内フローラと慢性炎症の関係 067

肉食の問題点② —— 卵子の老化の促進

「卵子の老化」が妊娠に与える影響 069
たんぱく質のとりすぎが逆効果になる人もいる 071
あえて「食べない」時間をつくることの効果 073
断食初心者でもできる！ 妊娠体質をつくる断食 076
コラム いいストレスが遺伝子を元気にする!? 078

3章

「妊活スープ」で妊娠体質に変わる

——「子宮内フローラ」を整える方法

海外でも話題の「妊活スープ」 082
骨から煮込んだスープは栄養たっぷり 084
いいことたくさん！「妊活スープ断食」のメリット 086
「妊活スープ」のつくり方 088
「妊活スープ断食」の2つのコース 090
コラム つわりも体の「修理モード」の1つ？ 094

4章

知らないうちにたまってる!? 有害ミネラル

——妊娠前のデトックスのすすめ

「なぜか妊娠しにくい人」を調べてみてわかったこと 096

有害ミネラルが妊娠の妨げになる理由 098
体にたまった有害ミネラルを測る方法 103
水、食べ物、日用品…意外に身近な有害ミネラル 105
便秘があるとデトックスがうまくいかない 114
デトックスをサポートする栄養素 116
有害ミネラルのデトックスで妊娠できた! 118
妊娠に欠かせない亜鉛不足を招く可能性も 120
「妊娠前」こそデトックスを意識しよう 122

5章

妊娠体質をつくる毎日の食べ方
――ママと赤ちゃんの体をつくる栄養素

最新研究でわかった! 妊娠率がアップする食事 126
たんぱく質……「何からとるか」が重要 129
脂質……いい油、避けるべき油とは 137

炭水化物……種類によってとり方を変える 141
糖質…すべてを「制限」するより「とらないもの」を決める 142
食物繊維…腸を整えるために欠かせない 149
農薬、添加物の少ない食材を選ぶ 155

6章

妊娠・出産とライフプラン
——自分の人生を生きるために

寿命は延びた。「出産適齢期」は延ばせる？ 162
女性の社会進出と妊娠・出産 164
「新しい家族の形」を後押しする流れも 167
再生医療が不妊治療を変える!? 169
自ら実感した食事の重要性 171
一番大切なのは、家族の愛情 174

おわりに　176
付録　検査結果の見方　178
参考文献　188

カバーイラスト／毛利みき
本文デザイン／青木佐和子
編集協力／樋口由夏

1章

「食事」が妊娠しやすい体をつくる！

——今、子宮内環境が注目される理由

「妊娠体質」は自分でつくれる！

最近、「人生100年時代」という言葉をよく目にするようになりました。

江戸時代は人生45年程度だったのが、昭和22年の平均寿命は男性50・06、女性53・96歳。それが今や男性81・41、女性87・45歳です。

これは世界的な傾向で、統計学的に人生100年時代を迎えるのは確実といえそうです。定年も延びて、70歳以上になっても働くことが当たり前の時代がやってこようとしています。

しかし、いいことばかりではありません。寝たきりで、健康とはいえない老後を迎えるとしたら悲しいですよね。そしてこの本を手に取られた方にとって、妊娠する年齢が上がらない話は、あまり興味がないかもしれません。

前著『卵子の老化に負けない「妊娠体質」に変わる栄養セラピー』は、おかげさまで大きな反響があり、たくさんの方から、「本の通りに食事を変えたら妊娠できました！」

というお便りをいただきました。

とはいえ、女性の〝年齢の壁〟は大きく、体外受精の助成金がもらえなくなる43歳以上の方の妊娠は相変わらず厳しい状況です。

2021年の1月から体外受精の助成金が増額され、回数も1子ごとに最大6回、2人目まで受けられることになりました。そして所得制限もなくなりました。とても素晴らしいことです。ただ、42歳までの年齢制限は、残念ながら以前のままです。

しかし〝年齢の壁〟を超える方法が、少しずつ見いだされつつあります。

例えば最先端の再生医療は、今後大きく進展し、妊娠にも影響を与える可能性が出てきました。それだけではありません。食生活や生活習慣で妊娠率を改善する道筋が見えてきたのです。

ヒントとなったのは、活力に満ちた素晴らしい100歳以上の方たち(センテナリアン)の研究です。寿命は遺伝的な要因が半分弱占めると考えられてきましたが、最近の研究では、食生活や生活習慣が寿命を90%以上決めることがわかってきました。

こうしたアンチエイジングの研究は、生殖医療にも応用できると私は考えています。

妊娠するために、自分にできることはある？

2007年、私が福岡県福岡市に不妊治療の専門施設を開院して、10年以上経ちました。国立病院の成育センター、大学病院の生殖・内分泌外来を含めると、20年以上にわたり、妊娠希望の方にお会いしてきました。そうして日々の診察で一人ひとりの患者さんとじっくり接するなかで、食生活や生活習慣が不妊治療の分野にもかかわっていることを実感しています。

診察の際、ひと通りの説明を終えると、患者さんに必ずといっていいほど聞かれる質問があります。それが、

「これから何か自分でできることはありますか？」

というものです。

みなさん、それまでもヨガや鍼灸《しんきゅう》、漢方やヨモギ蒸し、さらには子宝にご利益のある神社巡りなど、ご自身でできることをたくさんやられてきています。

なかには食生活の改善もしてきた、とおっしゃる人もいます。ただ、その食生活にも、あまり望ましくないものがあるのです。

では、何を食べればいいのでしょうか?

前著では、どのような栄養をとると「妊娠体質」に変わるのかについて紹介しましたが、先ほどのアンチエイジング研究などで新たにわかってきたのは、「いい栄養をプラスするだけでなく、マイナスすることもまた重要である」ということです。

そこで本書では、最新の研究成果などをもとに、妊娠体質に変わる食生活のヒントを紹介していきます。

妊娠には「食べ物」がかかわっている

「赤ちゃんを授かりたい」

こう願ってクリニックを訪れる多くの女性を診察していくなかで、気づいたことがあります。それは、卵子の状態や子宮内の状態というのは、その人の食生活の影響を大きく受けているということです。

不妊に悩む患者さんには、残念ながらタイムリミットがあります。なぜなら妊娠には年齢的な限界があり、妊孕力《にんようりょく》（妊娠する力）は、年齢が上がれば上がるほど低くなっていってしまうからです。

ですから、食生活の改善を優先して、治療を後回しにすることは得策ではありません。

それでも私が、妊娠をしたいと望んでいる女性に食生活を振り返ってほしいと願うのは、経験上、食事が妊娠しやすい体をつくることがわかっているからです。

先ほど、卵子や子宮の状態は食生活の影響を受けているといいました。

体外受精を行う際、卵を体外に取り出すことを採卵といいます。そのあと、受精や受精卵の分割の状況を毎日顕微鏡で観察しますが、生殖補助医療では、何より採卵するまでが大事なのです。

私たち生殖補助医療の専門家にとって、妊娠に至る大きなポイントは、卵の数と質です。

つまり、適切な排卵誘発で、質のいい良好な卵を数多く採卵することです。

そのために必要なのが、食生活の改善なのです。これは自然妊娠を望む方も同様です。

子宮内環境も「食べ物」の影響を受けていた!?

生殖補助医療が成功するポイントとして、卵の数と質に加えて重要なのが、子宮内の環境です。子宮はいうまでもなく、受精卵が着床するところです。子宮内の環境がいいことが、妊娠成立には不可欠なのです。

実は子宮内の環境についても、最近の研究で新しいことがわかってきました。これまで、子宮内は無菌といわれていましたが、子宮内にはさまざまな菌が存在していたのです。

それは腸に棲《す》みついた細菌が集まってできる「腸内フローラ（細菌叢《さいきんそう》）」と同じようなもので、「子宮内フローラ」と呼ばれています。

膣《ちつ》にはラクトバチルスという細菌が多く存在していて、ほかの細菌からの感染を防御し、健康な膣内を保つ働きをしています。それを受けて、子宮内にもこのラクトバチルスが90%以上を占めています。これが子宮の正常な状態です。

ところが、なかには腸内細菌が乱れるのと同じように、子宮内フローラが乱れていて、ラクトバチルス以外の細菌が存在している場合もあります。

スペインの研究では、子宮内フローラが正常な場合、体外受精での妊娠率が70％以上だったのに対し、子宮内フローラの状態が悪いと約30％に落ちるというデータもあります。同様の研究で、子宮内フローラの状態が悪いと、その後の妊娠継続率も下がることがわかりました（＊1）。

また、細菌感染によって早産を起こすことがありますが、私のクリニックでも、前回の妊娠で前期破水（陣痛開始前に羊水が流れ出てしまうこと）をして、早産で出産した方の子宮内フローラを調べると、半数以上の方に子宮内フローラの乱れがあることがわかりました。


なぜ子宮内フローラが乱れるのか、はっきりとした理由はまだわかっていませんが、腸内フローラと子宮内フローラは関係している可能性が高いと考えられています。

実際、子宮内フローラの状態が悪い方には、ラクトフェリンという腸内細菌を整える薬を服用してもらい、乳酸菌の膣剤を入れていただくことがあります。すると子宮内フローラの状態も改善するのです。

腸内フローラが食べ物や体の状態の影響を受けることはよく知られていますが、同様に子宮内フローラも食べ物や体の状態の影響を受けているとしたら――妊娠において、食生活が重要だということが、よくおわかりいただけるのではないでしょうか。

栄養をとっているはずなのに、不調が起きる不思議

実は、生殖補助医療の現場においては、食生活はそれほど重要視されていません。しかし私は、長年不妊治療にかかわるなかで、妊娠には少なからず食生活がかかわっているのではないかと考えてきました。そうして出会ったのが「栄養セラピー（分子整合栄養療法）」です。

妊娠に効果がある栄養素や、不妊治療を通して見えてきた妊娠と栄養とのかかわりを学び、私自身も自分の健康のために、栄養セラピーを実践してきました。そしてその効果も実感してきました。

ところが、新型コロナウイルスが日本を揺るがす直前の2020年1月、それまでの私

の食事に対する考え方が大きく変わる出来事が起こりました。

きっかけは学会の理事会で東京に出かけ、不注意の事故で左脛骨《けいこつ》・腓骨《ひこつ》の複雑骨折をしたことです。立とうとしましたがまったく立てず、まわりの方から「骨折してるよ!!」といわれました。激痛を感じて足を見ると、足首が操り人形のピノキオの足のように外側に曲がっていました。プロゴルファーのタイガー・ウッズ選手のような複雑骨折で、救急車ですぐ搬送されました。

しかし、診療を待っている患者さんのことを思うと、東京で手術をするわけにはいかないため、痛み止めを飲んで足を固定しただけで、飛行機に乗って福岡に帰りました。福岡で足の手術を受け、その後は診療の合間にリハビリに通いながら、もとのように歩けるようになるかと不安になるなかで、ありとあらゆる情報を集めて、少しでも足を動かすように努めました。

人一倍健康に気をつけていたつもりが、かなり重傷の骨折をしてしまい、私は原因を考えざるを得ませんでした。そして、自分のこれまでの食生活が本当に正しかったのか、疑問を抱きました。

その頃の私は糖質制限をし、十分なたんぱく質をとろうと肉食を続けていました。糖質制限にメリットがあることは理解していますが、当時はやや脂肪肝気味になっていたことも気になりました。そうして「もしかして糖質制限のデメリットもあるのではないか」と考えるようになったのです。

同時に、4章でお話しする有害ミネラルの問題にも関心を持ち、私自身の体内に蓄積するミネラルを調べることにしました。

その結果、さまざまな有害ミネラルが蓄積していることがわかりました。なかでも高い値を示していたのがカドミウムです。

詳しくは後述しますが、カドミウムが蓄積すると骨からカルシウムが溶け出し、骨が脆《もろ》くなると同時に、動脈内のプラーク(脂質によって形成される異常な組織で、動脈硬化の原因になる)をつくる原因にもなります。

この経験から、どんな栄養が必要かは、その方の生活スタイルや時期によっても違うことに気づきました。そして、これから妊娠を目指す方と、私のような中高年では、とるべき栄養も変えるべきであることがわかってきました。重要なのは栄養の「足し算と引き算」をどういったタイミングで行うか、そしていかに効果的に行うかなのです。

今の食生活をチェックしてみよう

妊娠しやすい体になる食事は、普段の食事とはまた違ったコツが必要になります。食生活に気をつけて、しっかり必要な栄養をとっているのに、なかなか妊娠に至らない人のなかには、もしかしたら知らず知らずのうちに「妊娠を遠ざける食生活」をしてしまっている可能性もあります。

では、具体的に「妊娠を遠ざける食生活」とは、どのようなものを指すのでしょうか。
私は大きく分けて、以下の4つのタイプがあると考えています。

①やせすぎタイプ（低栄養）
②ストレスタイプ（甲状腺《こうじょうせん》機能低下）
③食べすぎタイプ（慢性炎症）
④ためこみタイプ（有害ミネラルの蓄積）

まずは次ページのチェックリストで、自分がどのタイプに当てはまるのかを知ることからはじめましょう。

一見、妊娠には関係のないような項目もあるかもしれませんが、すべてがつながっています。なかには複数のタイプが当てはまる人もいるので、その場合は該当するタイプすべてを参照してください。

食生活・体調チェックリスト

栄養をとっているつもりでも、なかなか妊娠に至らない場合、食生活や生活習慣などに原因があるかもしれません。

以下の項目に当てはまるものがないか、チェックしてみましょう（何個でも可）。

3個以上当てはまる場合、そのタイプに該当します。

①やせすぎタイプ（低栄養）

- やせ型である（BMI：18.5未満） □
- ダイエットをしている □
- ランニングなどハードな運動をしている □
- 肉や魚、卵をほとんどとらない □
- カロリーが高いので、脂肪を控えている □

②ストレスタイプ（甲状腺機能低下）

- ストレスを感じ、イライラすることが多い □
- 朝、スッキリ起きられない □
- 疲れやすい □
- 寒がり、冷え性である（基礎体温36.4度以下） □
- むくみやすい □

③食べすぎタイプ（慢性炎症）

- 間食が多い。常に何か食べている □
- 甘いお菓子、清涼飲料水をよくとる □
- パン、パスタ、うどん、ケーキなどの小麦製品をよくとる □
- 牛乳、チーズ、生クリームなどの乳製品をよくとる □
- アレルギー体質である（アトピー、花粉症など） □

④ためこみタイプ（有害ミネラルの蓄積）

- 便秘気味である（毎日お通じがない） □
- 汗をかくような運動をしていない（週2回20分以下） □
- 水道水を飲んでいる（浄水したものやミネラルウォーター以外） □
- 玄米をよく食べる □
- 40歳以上である □

① やせすぎタイプ（低栄養）

①に多くチェックがついた人はやせすぎタイプ（低栄養）です。

やせている人［BMI値：体重（kg）÷身長（m）÷身長（m）＝18・5未満］や、極端なダイエットをしている人の多くは、妊娠に必要な栄養が不足しがちです。

私のクリニックでも、背が高くほっそりしている、一般的には「スタイルがよい」といわれるような女性ほど、なぜか妊娠しにくい傾向があります。こういった人は、体型を維持するために運動をしていたり、野菜中心のヘルシーな食事をしている傾向があります。

中高年の場合、コレステロールが高くなるリスクはたくさんありますが、妊娠を考えている場合には低すぎることが問題です。

コレステロールは、女性ホルモンの材料となります。やせている人の多くが、低コレステロールなのです。

のちほど詳しく説明しますが、コレステロールが低いと、卵巣予備能、つまり残っている卵子の数が少ないというデータがあるのです。

② ストレスタイプ（甲状腺機能低下）

②が多い人は、ストレスタイプです。

①のやせすぎタイプの人と同様に、妊娠に必要な栄養が不足しています。具体的には、鉄やビタミンB群、亜鉛などが不足している傾向があるようです。

患者さんのなかで、「とにかく疲れやすい」「体の冷えが強い」と訴える人の多くは、甲状腺機能が低下しています。

甲状腺は喉のあたりにあり、ホルモンをつくっています。現代女性には甲状腺機能低下症の人が多いのですが、不妊治療をしている女性の場合はとくに多く、印象としては3人に1人くらいが当てはまると感じています。甲状腺機能が低下しているかどうかは血液検査でわかりますが、通常の健康診断では行わないため、自覚している人はまずいません。

このタイプはストレスが多いのも特徴です。ストレスがあるとストレスホルモン（コルチゾール）が多く消費されますが、コルチゾールの材料はコレステロールと同じなので、女性ホルモンの合成がうまくいかなくなってしまいます。

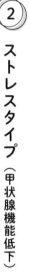

③ 食べすぎタイプ(慢性炎症)

③にチェックが多い人は、食べすぎタイプ(慢性炎症)です。

①のやせすぎタイプとは逆で、よく食べる傾向がありますが、量は多くなくても絶えず何かを食べていて、空腹の時間がほとんどない人も問題があります。

それには、「インスリン」という血糖値(血液中のブドウ糖の量)を下げる働きをするホルモンがかかわっています。食べ続けて空腹の時間がないと、インスリンが分泌され続けることになります。すると、インスリンの効き具合が悪くなる(血糖値が下がりにくくなる)だけでなく、慢性炎症を起こしてしまいます。慢性炎症についてはのちほどお話ししますが、さまざまな生活習慣病を引き起こしますし、着床に関係している子宮内フローラを乱す原因にもなります。とくに精製された糖質中心の食事から高血糖が起こりやすく、その後の血糖値スパイクによって気分のムラや不安感が出てきます。

また糖質制限をしている場合、過剰にたんぱく質をとることでインクレチンという消化管ホルモンが分泌され、結果的にインスリンの分泌を促しますので、注意が必要です。

④ ためこみタイプ（有害ミネラルの蓄積）

私たちのまわりには、排ガス、農薬、化学物質のほか、水道管の鉛《なまり》、水銀といった有害ミネラルがあふれています。また、食べ物にも含まれていることがあります。

有害ミネラルには、妊娠に必要な栄養素の吸収を邪魔するものがあります。そのため、有害ミネラルを多くとっていると、妊娠率が下がる可能性があるのです。

有害ミネラルは、体内に「入れない」ことが第一ですが、現実的にすべてをカットするのは難しいものです。そこで大切なのが、「排泄《はいせつ》（デトックス）する」ことです。

一番効果的なデトックスは便として出すことですが、便秘気味の人は、このデトックスがうまくできていないことになり、有害ミネラルがたまりがちに。また有害ミネラルは骨に蓄積されやすいので、とくに40歳以上の人は骨の新陳代謝の過程で骨から溶け出してしまうことで、全身にまわりやすくなります。そのため有害ミネラルを「入れない」こと、「デトックスする」ことを意識したほうがいいでしょう。有害ミネラルについて、詳しくは4章でお話しします。

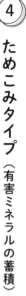

解決のヒントは「食事の見直し」と「妊活スープ」にある!

いかがですか? 以上の4つは、はっきり分かれるものではなく、重複していることも多いのが特徴です。

これらの問題を解決するには、自分の栄養状態を判断して、それぞれに見合った食事をすることが大切です。私のクリニックでは、初診時に簡単な栄養の検査を行い、問題点を把握してもらいます(この本の巻末に付録として載せていますので、参考にしてください)。

そして足りない栄養を加えるだけでは解決しない場合には、栄養の「引き算」を提案します。それが食事の間隔を空ける=「断食(ファスティング)」をすることです。

ただし断食といっても、この本で提案する方法は、水だけしかとらないようなハードなものではありません。また、特別な食品や飲み物を購入して実践するものでもありません。自宅でつくった「妊活スープ」を飲みながら行う断食です。

このスープは鶏、豚、牛などの骨からとったスープのことで、海外では「ボーンブロス」として知られており、近年日本にも広がりつつあります。

鶏ガラスープや豚骨スープをイメージしていただければわかりやすいと思いますが、骨から煮込むことで豊富な栄養をとることができます。この「妊活スープ」のつくり方やとり方のコツについては、3章でご紹介します。

断食によって、食べすぎや、間違った食生活から不調を起こしている状態を一度リセットし、体を自分が本来もっている「いい状態」に戻すことができます。「妊活スープ」断食で、ぜひ自分自身の「いい状態」を実感してみてください。

2章からは、まず食事の見直しについて説明していきましょう。

2章

妊娠準備に欠かせない「栄養」の話

——「何を食べるか、食べないか」の新常識

「栄養」は妊娠だけでなく、子どもの将来にも関係する！

みなさん、女優のオードリー・ヘップバーンを知っていますよね。映画『ローマの休日』を観たことがある人なら、ベスパというスクーターの後部座席に乗る、彼女の華奢《きゃしゃ》な手足を覚えている人も多いのではないでしょうか。

当時アメリカでは、マリリン・モンローのようなふくよかで肉感的な女性が女優として好まれるなか、華奢なヘップバーンはかなり異端でした。当時はガリガリで骨張った少年のような体つきといわれましたが、そんな彼女のスタイルをチャーミングに仕立て上げたのが、ジバンシーだといわれています。

彼女は31歳で1人目の子どもを出産しますが、そのあと2度の流産があり、離婚することになります。

ここでなぜヘップバーンの話をするかというと、もちろん栄養と深くかかわっているからです。

彼女はベルギーの出身ですが、第二次世界大戦中はオランダにいました。1944年当時、ナチス占領下にあったオランダは悪天候によって農作物の収穫が不良になり、真冬に飢饉《ききん》がありました。大人1人当たり、1日たった700kcalしか食料が供給されなかったといいます。

翌年にはドイツが敗れたため、飢饉の時期は1年間で終わりましたが、のちにその期間の栄養不良の状態が、生まれる前の胎児にも影響を与えていたことがわかりました。胎児期に子宮内で低栄養にさらされた子どもは、30年後に肥満が多かったのです。それに対して、生まれてから（新生児期）低栄養だった場合は、むしろ肥満が少なかったのです。

実は、妊娠の少し前や妊娠しているときに栄養が足りないと、赤ちゃんはやや小さめに育ちます。そして低エネルギーの環境でも育つように〝倹約型〟の体質となります。ところが、生まれたあと、環境が好転すると、今度は肥満や糖尿病、高血圧や高脂血症などの生活習慣病になりやすくなるといわれているのです。

近年、このような「将来の健康や、特定の病気にかかりやすくなるかどうかは、胎児期や、生後早期の環境の影響を強く受けて決定される」という説（DOHaD《ドーハッド》理論）が注目されています。

出生体重が低下することで発症リスクが上がる疾患には、

・虚血性心疾患
・II型糖尿病
・本態性高血圧
・メタボリックシンドローム
・脳梗塞
・脂質異常症
・神経発達障害
・骨粗鬆症《こつそしょうしょう》
・初経、閉経の早期化

などがあります。

そして今、妊娠を希望する女性、また妊婦さんには、ヘップバーンのように華奢な人が増えています。これは産婦人科医から見ると、とても心配な状況なのです。

日本の20代女性は、終戦直後より栄養が不足している

日本人男性が年々肥満になっているのに対して、日本人女性はやせすぎといわれています。国民健康・栄養調査で1950年の20代女性のエネルギー摂取量は2098kcalあったのに対して、2000年以降は平均1600kcalほどに減少しているといわれています。終戦直後よりも栄養不足の状態なのです。

厚生労働省はBMIが18・5未満を「低体重（やせ）」と定義していますが、現在、その割合は21・7％にものぼります。この数字は世界の先進国のなかで断トツで、それだけ日本は低体重の人が多いのです。

そのおもな原因は、低カロリーを心がけるあまり、必要なたんぱく質が足りておらず、精製・加工された糖質中心の食事をしているせいなのではないかと私は考えています。

このやせは、赤ちゃんにも影響しています。日本では、戦後7％前後だった低出生体重児（2500g未満）の頻度が、栄養状態の改善によって1975年には5・1％にまで低

下したにもかかわらず、２０１３年には約10％まで上昇しているのです（＊2）。

この傾向は先進国のなかでも日本だけの特徴で、日本人女性のやせすぎは深刻な問題です。その結果、小さく生まれた赤ちゃんが、将来の病気のリスクを背負うことになるかもしれないのです。「小さく産んで大きく育てる」やり方は、赤ちゃんにとって重い十字架を背負わせることになります。

低栄養の状態は、妊娠率を下げるのはもちろんのこと、たとえ妊娠したとしても、将来的に病気になりやすい子どもになってしまうという〝負の連鎖〟をもたらすのです。

最近よく、産婦人科の領域で話題になっているのが「プレコンセプションケア」という考え方・人生設計です。

プレコンセプションケアとは、「女性やカップルが将来の妊娠を考え、自らの健康や生活に向き合うこと」であり、欧米では広く知られた概念です。

今までは望まない妊娠を避けるための避妊にとにかく関心が集まりましたが、胎児の成長に欠かせない葉酸の摂取や、適正な体重増加や運動など、妊娠以前から赤ちゃんのことまで情報を提供するという、もっと幅広い概念になってきています。

日本人女性が妊娠する前からやせすぎていること、そして妊娠中も体重に気をつけすぎていて、カロリーが足りていない、体重増加不良の妊婦さんが増えているということ。その結果、日本のお子さんは将来メタボになりやすい。そのことに対する弊害を、ぜひ妊娠する前から知っておいてほしいと思います。

コレステロール値が低いと妊娠率も下がる

では、どんな栄養が足りず、どんな栄養をとったほうがいいのでしょうか。

「卵巣予備能」という言葉を聞いたことはありますか。卵巣予備能とは、卵巣内にどれくらいの卵が残っているかを指します。

自分のなかにどれくらい卵子が残っているのか、それを示す検査がＡＭＨ（抗ミュラー管ホルモン）の検査です。

ＡＭＨは発育過程にある卵胞から分泌されるホルモンで、どれくらいの卵子が残っているかをある程度知ることができる検査として、とても有用です。

AMH（抗ミュラー管ホルモン）の年齢別推移

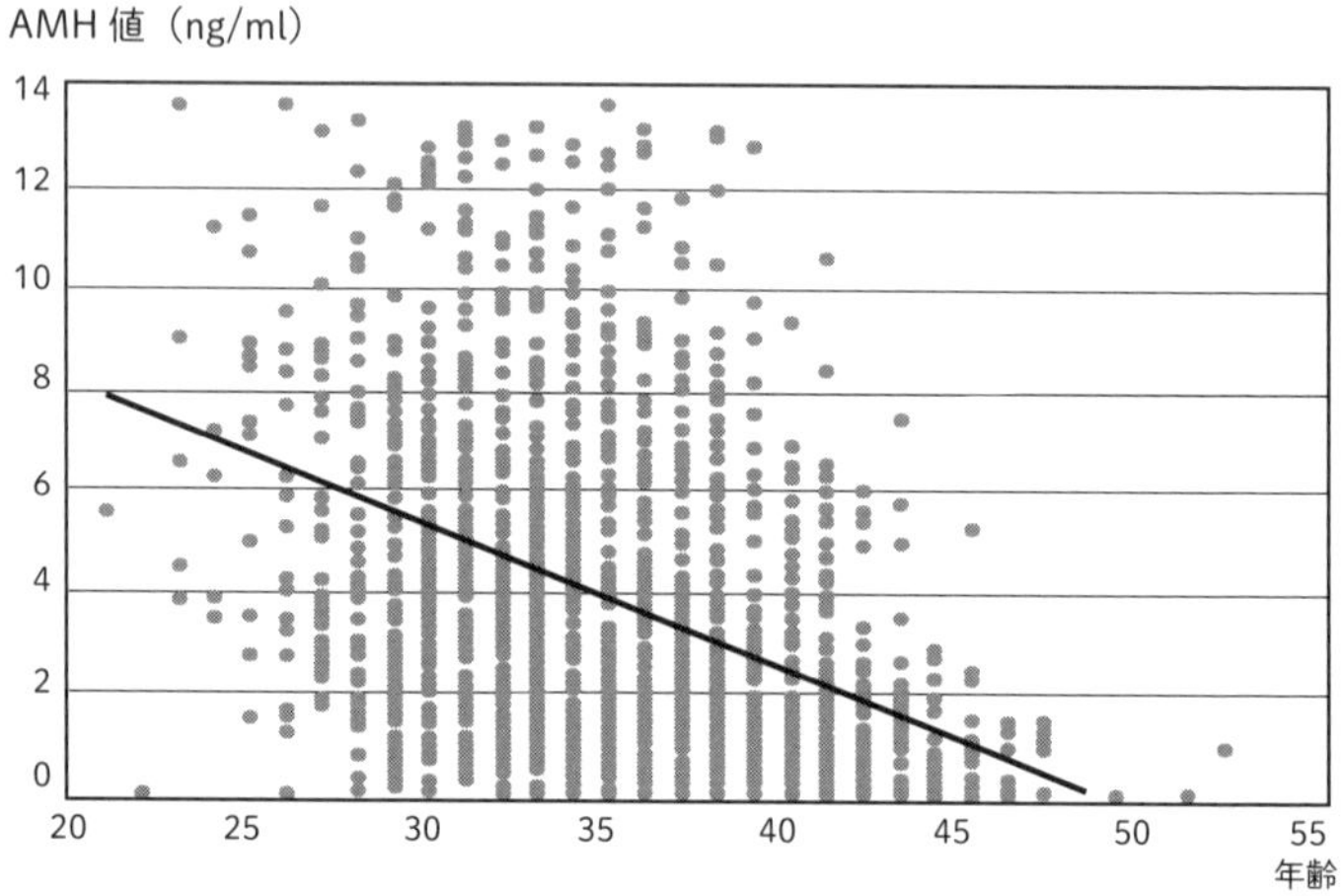

ＡＭＨの値は、年齢が上がるにつれて下がってきます。ＡＭＨが低ければ、当然、妊娠率も下がります。

ただし、それはあくまでも総合的にみた場合であって、個人差が非常に大きいのも特徴です。20代でもＡＭＨの値がかなり低い人もいれば、40代でも20代の平均値よりも高い人もいます。

結婚して数年たっても妊娠せず、不妊専門のクリニックを訪れてはじめてＡＭＨの検査をし、卵巣予備能がほとんどないことがわかった、ということも珍しくありません。

この個人差はなぜ生まれるのでしょうか。また、ＡＭＨが高い人というのはどういう人なのでしょうか。

総コレステロールとAMHの関係

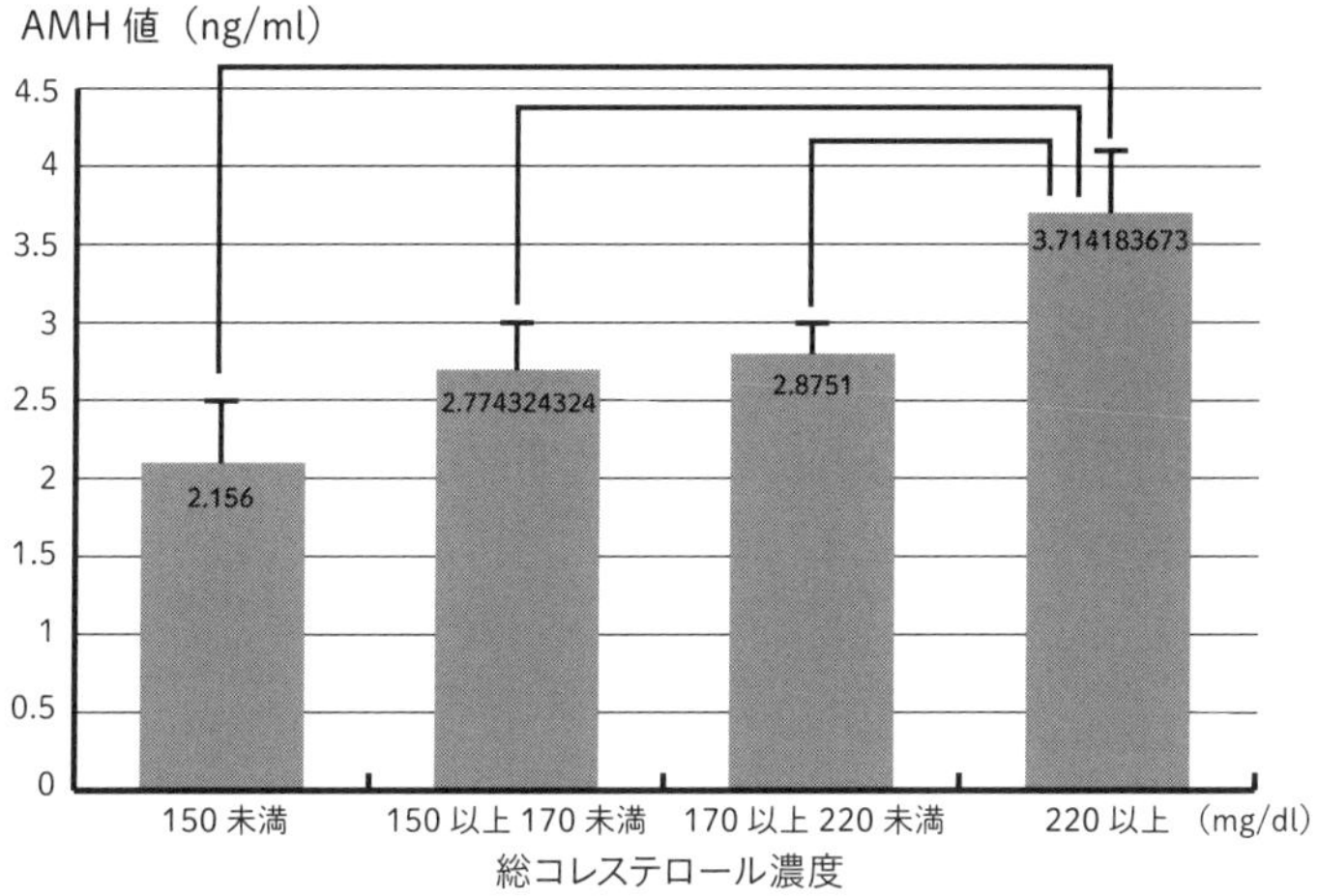

理由はさまざまですが、私のこれまでの経験上、「ほっそりしたスタイルのよい女性」や、「食生活に気を配り、ヘルシー志向の女性」はAMHが低めの傾向があるように思います。

一方、ややふっくらとした体形の女性は、40歳を過ぎても卵巣内に卵胞がたくさん見え、体外受精を行う際にもたくさんの卵子を採卵することができ、妊娠に至りやすいという経験もしてきました。

そこで私はメタボリックシンドロームの指標でもあった、総コレステロールとAMHの関係を調べてみました。すると、コレステロールの高い女性ほどAMH値が高いということがわかったのです。

逆にいえば、コレステロール値が低いとＡＭＨ値も低く、卵巣予備能が早く低下する、つまり妊娠しにくくなるということです。

女性ホルモンのもととなるコレステロール

コレステロールは、脂質の一種です。そのため、一般的には、コレステロールはいい印象を持たれることはありません。

コレステロールはあまり摂取してはいけないもの、摂取すると太る、あるいは病気になるという印象が強く、「コレステロールが高い＝動脈硬化」と考えている人も多いでしょう。

ではコレステロールは低ければ低いほどいいのかというと、そうともいえないのです。コレステロールは女性ホルモンの材料となるため、妊娠には、なくてはならないものだからです。

体内でコレステロールがどのようにつくられるかを知ると、その重要性がわかります。

コレステロールは食事を通じて体内に入ってくるだけでなく、実は体内でもつくられています。その原料は、糖質、脂質、たんぱく質です。この3つの栄養素が分解される過程でできるのがアセチルCoAです。アセチルCoAからコレステロールがつくられるのですが、そこから、経路が分かれます（次ページの図参照）。

1つは、免疫などにつながるビタミンD_3に行く流れ。

そして2つ目は、体内であらゆるホルモンに変換されるプレグネノロンから、最終的に女性ホルモン（エストラジオール：女性ホルモンエストロゲンの一種）に行く流れ、そして3つ目は、ストレスホルモンであるコルチゾールに行く流れです。

注目すべきなのは、プレグネノロンから2方向に分かれる点です。

つまりストレスが多い人は、コルチゾールの分泌にコレステロールが優先されるため、女性ホルモンがつくられにくいということになります。これは「プレグネノロン・スティール現象」と呼ばれます（プレグネノロンを盗む、奪うという意味から）。

つまり、プレグネノロンを「女性ホルモン」と「ストレスホルモン」で奪い合うため、一方により多く使われてしまえば、もう一方は不足するというわけです。28ページで説明

コレステロールからの代謝経路

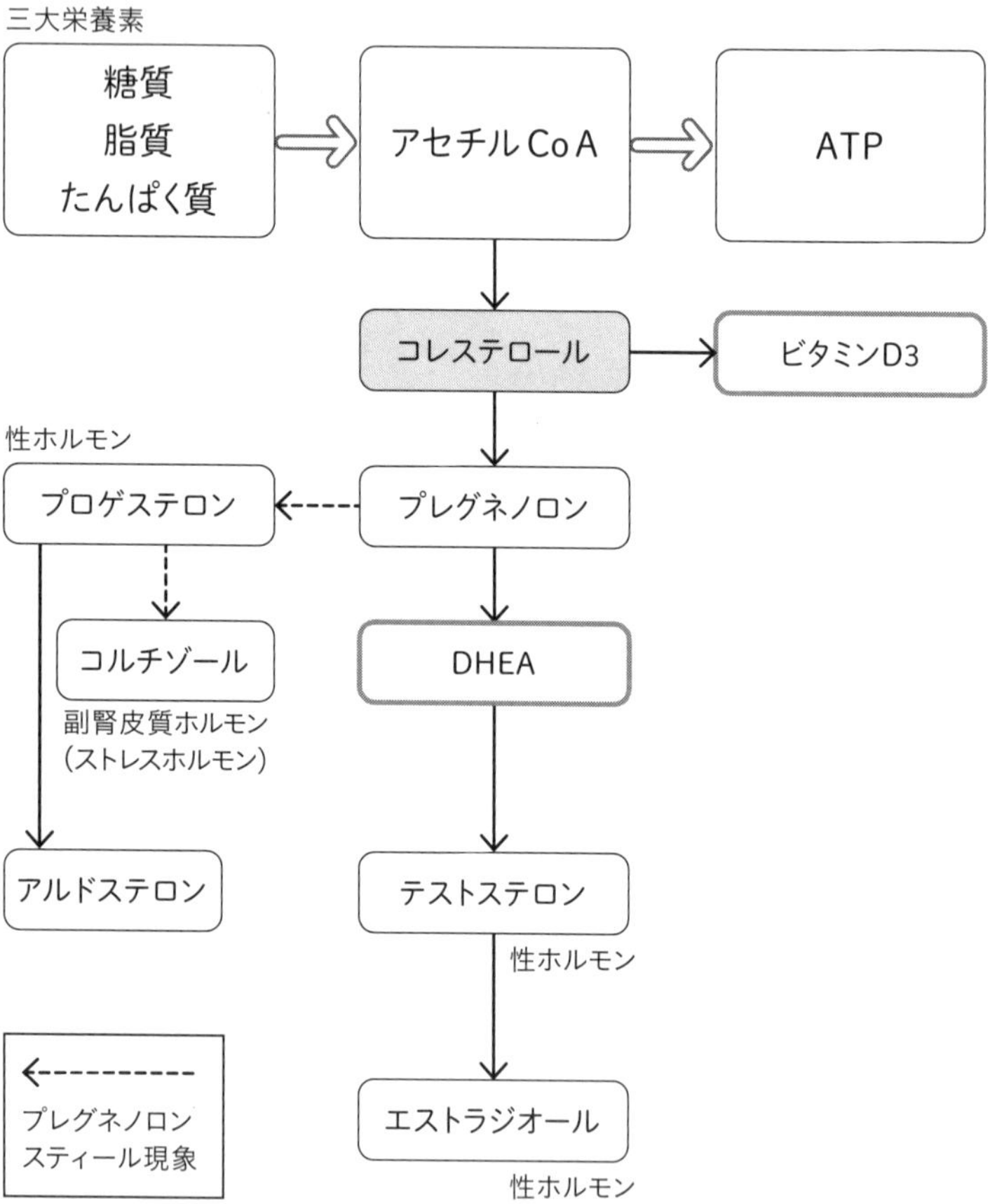

『最新版 「うつ」は食べ物が原因だった!』(溝口徹)の図を改変

コレステロールは、性ホルモン、ストレスホルモンなどの重要なホルモン合成の出発点だが、ストレスが多いとストレスホルモンの合成が優先され、性ホルモンがつくられにくくなってしまう。

した②の「ストレスタイプ」の人は、コレステロールがストレスの対応のほうに多く使われ、女性ホルモンに使われにくい人ともいえるでしょう。

ストレスが多い人が妊娠につながりにくいというのは、このようなコレステロールの代謝が大きくかかわっているのです。

健康診断では見つからない「甲状腺機能」の低下

「ストレスタイプ」の人には、同時に甲状腺のトラブルが潜んでいることが少なくありません。

診察していると、「とても疲れているな」と感じる方は、仕事などで多くのストレスを抱えていたり、低栄養など食事が原因になっていることがあります。それ以外の原因としては、甲状腺のトラブルが挙げられます。

最近、女性にとても増えているのが甲状腺機能の低下です。

実は、甲状腺機能の低下が原因で妊娠しにくくなっている女性がとても多いのです。甲状腺は、ホルモンを分泌する内分泌器官の1つで、妊娠や出産にかかわる甲状腺ホルモンを分泌しています。

甲状腺機能の低下をひと言であらわすと「エネルギー不足」。疲れやすくなり、代謝も落ちてきます。すると体は、必要以上にエネルギーを消耗しないように、エネルギーをため込もうと、むくんだり、太りやすくなったりします。いってみれば、冬眠前の動物のような状態になるのです。

疲れやすいだけでなく、「冷え」を訴えることが多いのも特徴の1つです。不妊に悩む多くの女性のほとんどが「冷え」を訴えるのは、甲状腺もおおいにかかわっているのではないかと私は考えています。

そのほか、「むくみ」「生理不順」「体重増加」「低体温（基礎体温が36・4度以下）」「寒がり」「朝起きられない」「肌のかさつき」「肌荒れ」「脱毛」「便秘」などの症状も、甲状腺機能低下のサインです。

甲状腺機能が低下しているかどうかは、血液検査でわかります。私のクリニックでも、初診時には必ず甲状腺機能の検査をするようにしています。

TSH（甲状腺刺激ホルモン）の数値は、以前は5・5μIU／mℓ以上が甲状腺機能低下症と診断されていましたが、アメリカ内分泌学会では、2・5μIU／mℓ以上を診断基準にしようという流れもあります。TSHが2・5μIU／mℓ以上だと流産や早産、妊娠中の合併症、赤ちゃんの発達に影響があるかどうかはまだはっきりしていませんが、現在の健康度を示す指標といえます。

ただし、一般的な健康診断では、甲状腺機能の検査は行われていません。自覚症状の1つに疲れやすさなどがあることから、更年期症状やうつと勘違いされることもあり、見逃されがちなのですが、調べてみたら甲状腺機能が低下していた、という「隠れ甲状腺機能低下症」の人はかなり多いのではないかと思います。

血液検査をしなくても、基礎体温で36・4度以下の人は、甲状腺機能低下の可能性が高いといわれています。基礎体温をチェックしてみてください。

私の実感では、クリニックを訪れる患者さんの5人に1人くらいに、甲状腺機能低下がみられます。そして、甲状腺機能が回復することで自然と元気になり、その結果妊娠に至ることはよくあります。

栄養素としては、以下のようなものを意識的にとっていただくようお伝えしています。

◎甲状腺機能低下症に重要な栄養素

・ビタミンB群
・ビタミンD
・マグネシウム
・セレン
・亜鉛
・鉄

◎甲状腺機能低下症の場合、避けるべき食材

甲状腺機能低下が判明すると、今までよしとされていた食材を避けたほうがいいので、注意が必要です。

アレルギーや炎症を引き起こす「リーキーガット症候群」という病気があることがわかり、小麦製品に含まれるグルテンを避けたほうがいいのは常識となってきました。しかし

ほかのたんぱく質も同じようにリーキーガット症候群を引き起こします。

これがレクチンです（グルテンは、レクチンの1種です）。本来植物は、動物や昆虫に食べられないように毒となるたんぱく質を産生しています。植物の外皮や種に含まれており、甲状腺機能低下症と診断されたときには、甲状腺ホルモン薬（チラーヂン）を飲むだけでなく、以下の食べ物にも注意してください。

・全粒穀物（玄米など）
・大豆食品
・ナス科の野菜
・海藻類
・小麦製品
・乳製品
・コーヒー
・砂糖
・アルコール
・揚げ物

また、適度な運動をして、代謝をよくすることは大切です。通勤などの際、20分程度、少し早めに歩くことが効果的です。

「副腎疲労」が原因のこともある

疲れやすく、妊娠にいたらない患者さんの原因として、甲状腺機能の低下とあわせて考えられるのが、「副腎《ふくじん》疲労」です。副腎の疲れといわれても、ちょっとピンとこないかもしれませんね。

副腎は、腎臓の上にある小さな内分泌器官で、ストレスに対抗するためのホルモン、コルチゾールを分泌しています。ストレスが高い状態が続き、それに対抗するためにコルチゾールが分泌され続けると、やがて副腎は疲れてしまい、今度はコルチゾールを分泌しにくくなってしまうのです。この状態が副腎疲労です。

コルチゾールには血糖値を上げる働きもあるため、コルチゾールが不足すると、ストレスに弱くなり、血糖値も上がりません。

副腎疲労症候群の症状には、以下のようなものがあります。

・朝起きられない
・やる気が出ない
・立ちくらみがする
・体が冷える
・疲れやすい（いつも疲れている）
・日中はだるくてやる気が出ないのに、夜は目が冴《さ》えて眠れない
・集中力がない、物忘れが多い

先ほどのチェックリストの②ストレスタイプ（甲状腺機能低下）とも、かなり似通っているのがわかると思います。

副腎疲労の人も、低栄養の場合がとても多いと感じています。また、ストレス解消のために甘いものなど糖質を多くとったり、ジャンクフードを食べたりして、血糖値の乱れ（血糖調節障害）を引き起こしている人も多く、それがよけいに副腎疲労を悪化させてしま

います。

副腎疲労もまた、うつや更年期障害と勘違いされてしまうこともあります。副腎を元気にするためにも、食生活を改善することが大切です。

「肉を食べれば妊娠率が上がる」は本当？

妊娠を希望する女性にとってコレステロールが重要な栄養素であることは、お話ししましたね。コレステロールが低ければ、女性ホルモンは材料不足になってしまいます。

コレステロールは肉や魚、卵などの動物性食品に多く含まれています。そして妊娠を考える際には、たんぱく質はとても重要な栄養素です。

そのため今まで私は、コレステロールやたんぱく質を積極的にとるために、肉を食べることが重要だと考えてきました。もっとも効率よくたんぱく質を摂取できるのは赤身肉ですから、私自身もランチにステーキを食べるような日常生活を送ってきました。

ところが1章でお話しした通り、骨折をきっかけに食生活を見直すようになりました。

そうしていろいろな研究について調べていくうちに、赤身肉にはデメリットもあることがわかってきたのです。

例えば、ここ数年の研究を見ていくと、赤身肉をとりすぎると妊娠率が下がってくるというデータがあります。

アメリカの研究では、砂糖や人工甘味料入り飲料を常用すると、自然妊娠率が低下し、体外受精などの成功率も下がるという報告があります（＊3）。これは、予想できる結果ですよね。

次にたんぱく質についてのブラジルの研究（2015年）では、赤身肉の摂取量が多ければ多いほど、胚盤胞《はいばんほう》到達率（着床する直前の胚の形態）と妊娠率が低下するということが報告されました。一方で、魚を摂取したほうが、胚盤胞到達率が増加することがわかったのです（＊4）。

同様に、2018年のアメリカの研究で1カ月に魚を8回以上食べる人は、1回以内の人に比べて妊娠率が60%アップし、性交回数も22%多いという報告がありました（＊5）。

さらに、さまざまなたんぱく質源と体外受精など生殖補助医療の関係を調べたところ、やはり魚の摂取量がかかわっていることがわかりました。

つまり、魚の摂取量が多いほど、体外受精の妊娠率がアップしたのです。週2回、精製肉の代わりに魚をとるようにすると、出産率が約1・6倍になったという報告もあります。よく「肉食系」といいますが、もしかすると妊娠に関しては「魚食系」のほうがいいのかもしれません。

たんぱく質をある程度とったほうがいいのは確かです。ただし、そのたんぱく質源は何からとればいいのか、それを見直す必要があります。

まずは、たんぱく質、とくに肉をとりすぎることにはどんな問題があるのか、考えてみましょう。

肉食の問題点① ―― 子宮内フローラへの影響

肉は血糖値を上げないけれど、インスリンは分泌される

今や、「糖質制限ダイエット」のことを知らない人はいないのではないでしょうか。

血糖値が上がりやすい糖質を控え、代わりに血糖値を上げにくい肉や魚などのたんぱく質の摂取を増やすことで、ダイエットをする方法です。カロリーを抑えなくてもいいので、満腹感も得られつつ体重が落とせると、一気に広まっていきました。

確かに糖質を控えれば血糖値は上がらないため、ダイエット効果が期待できます。私自身も糖質制限を行ってきましたし、妊娠を考える女性にとっても「低糖質・高たんぱく」の食事はベストだと思ってきました。

しかし、これまでお話ししてきたように、たんぱく質の摂取方法について、少し軌道修正が必要であると考えるようになりました。その理由について、私たちの体のしくみをも

血糖値とインスリンの変化

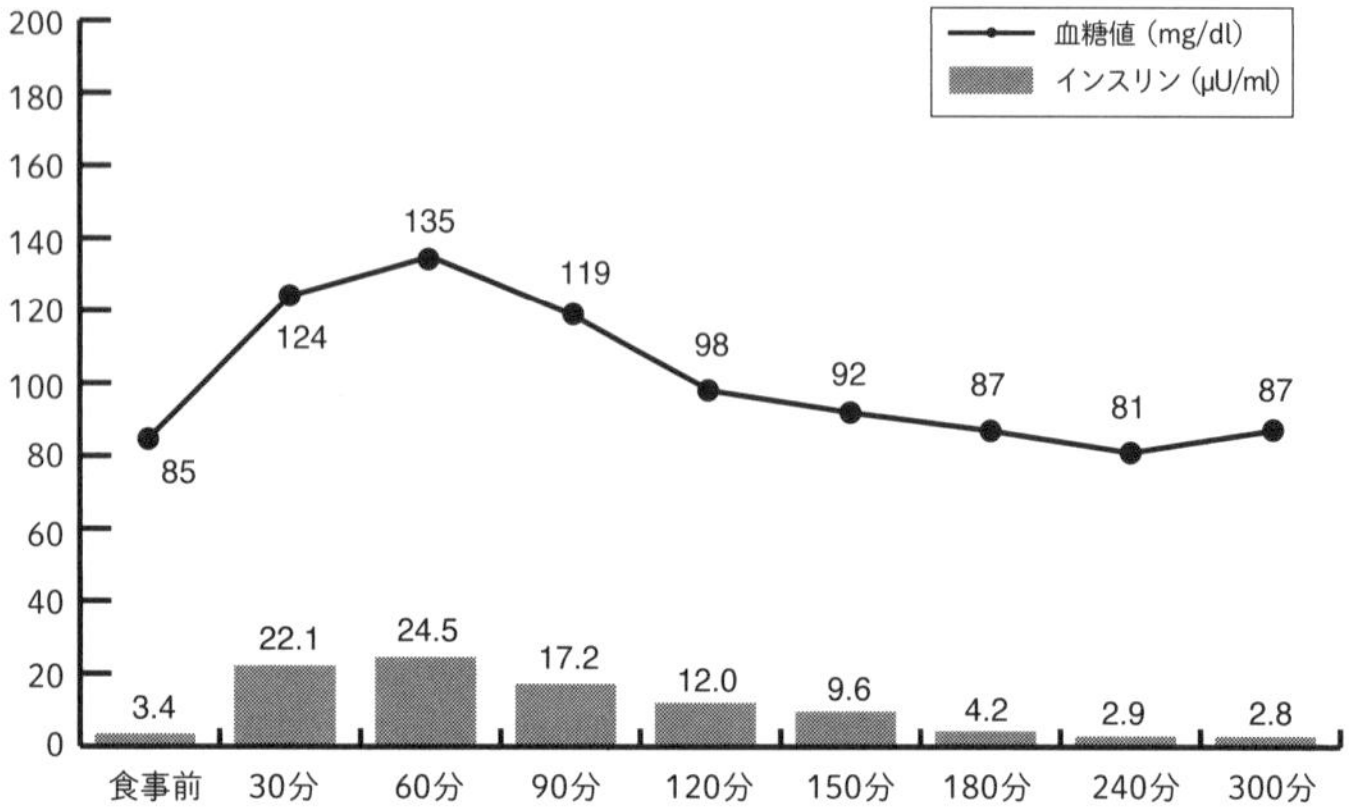

食事をとり、血糖値が上がるとそれを下げるためにインスリンが分泌される。

とに説明していきましょう。

糖質制限食は「糖質だけが血糖値を上昇させる」という考えのもと、行われる食事法です。

今まで脂質やたんぱく質はほとんど血糖値を上昇させないものと思われていました。実際、今話題になっている持続血糖測定器を使って、ごはんと焼き肉を食べたときの血糖値の変化を調べてみると、たんぱく質(焼き肉)をとっても血糖値は上昇しないことがわかっています。

それを根拠に、白米を食べるよりは肉を食べるほうがいいのではないか、といわれてきました。

問題は血糖値ではなくインスリン！

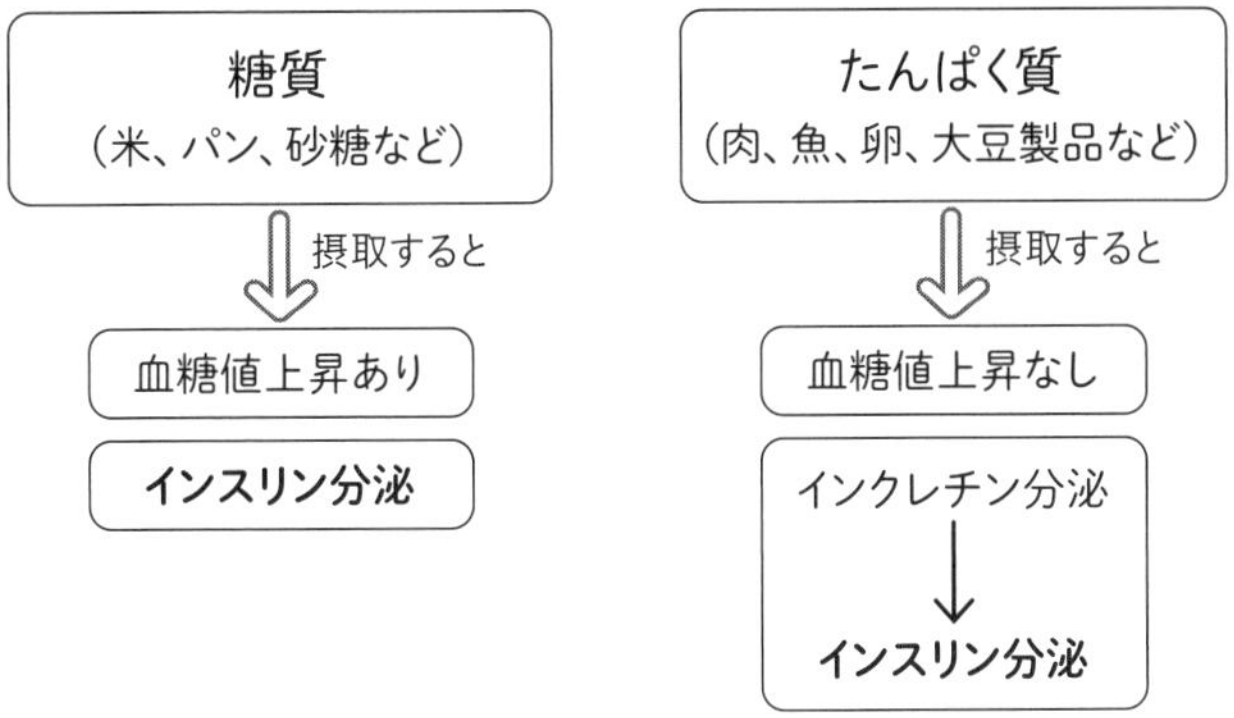

糖質をとると、血糖値が上昇し、それを下げるためにインスリンが分泌される。
たんぱく質をとると、血糖値は上昇しないが、消化管からインクレチンが分泌されて、結果的にインスリンの分泌につながる。

ここで注目しているのはあくまでも血糖値のみでした。しかし最近になって、血糖値だけではなく、インスリンがどれだけ分泌されているかがポイントだということがわかってきたのです。

インスリンは膵臓《すいぞう》から分泌される、血糖値を下げる唯一のホルモンです。このインスリンが不足することで起こる病気が糖尿病です。また、のちほど詳しく述べますが、インスリンは別名「肥満ホルモン」とも呼ばれています。

血糖値が上がるとインスリンが分泌されます。そうすることで血糖値を下げて、安定した状態を維持しようとするのです。

糖質をとると血糖値が上昇するので、イン

スリンが分泌されます。しかし、実は糖質以外のものをとったときにもインスリンは分泌されることは、あまり知られていません。

それにかかわっているのが、消化管から分泌されるインクレチンというホルモン。インクレチンは糖質だけでなく、たんぱく質が消化管を通ることでも分泌されるのですが、このインクレチンの分泌が、インスリンの分泌を促してしまうのです。

つまり、ごはんを食べると血糖値が上がり、インスリンが分泌されますが、焼き肉を食べても、血糖値は上がらなくても結果的にインスリンが分泌されてしまうということです。

食事において血糖をコントロールすることは大事ですが、肉を食べたからといってインスリンをコントロールすることはできません。

では、何をどのように食べればいいのでしょうか。

血糖コントロールよりも、インスリンコントロールが大事

GI値という言葉を聞いたことはありますか。GIとはグリセミック・インデックスの

略で、食後血糖値の上昇度を示す指数のこと。GI値の高い食材を食べると、血糖値が急激に上がります。そのため糖質制限では、GI値が低い食材を意識してとるようすすめることもあります。

このGI値を食材別に表したのが、次ページのグラフです（＊6）。

左側に棒グラフが伸びているのが、インスリンに対してGI値が高い（血糖値を上げやすい）食材、右側に棒グラフが伸びているのがGI値に対してインスリンが多く分泌される食材を示しています。これを見ると、GI値の低い食材のなかにも、インスリンの分泌量が多いものがあることがわかります。（比較を示したものなので分泌量ではありません）。

例えば、「肉」はGI値が低いのに対し、インスリンが大量に分泌されることがわかります。「ヨーグルト」も同じで、ほとんど血糖値を上げないのに対し、インスリンが多く出ています。

ここで、血糖値をコントロールするべきか、インスリンをコントロールするべきか、という疑問が出てきます。

実際、II型糖尿病の患者さんに対して、血糖コントロールを優先するのか、インスリンの投与を優先するのか調べた実験もあります（＊7）。患者さんに対して、摂取カロリーを

食材別のインスリンとGI値の比較

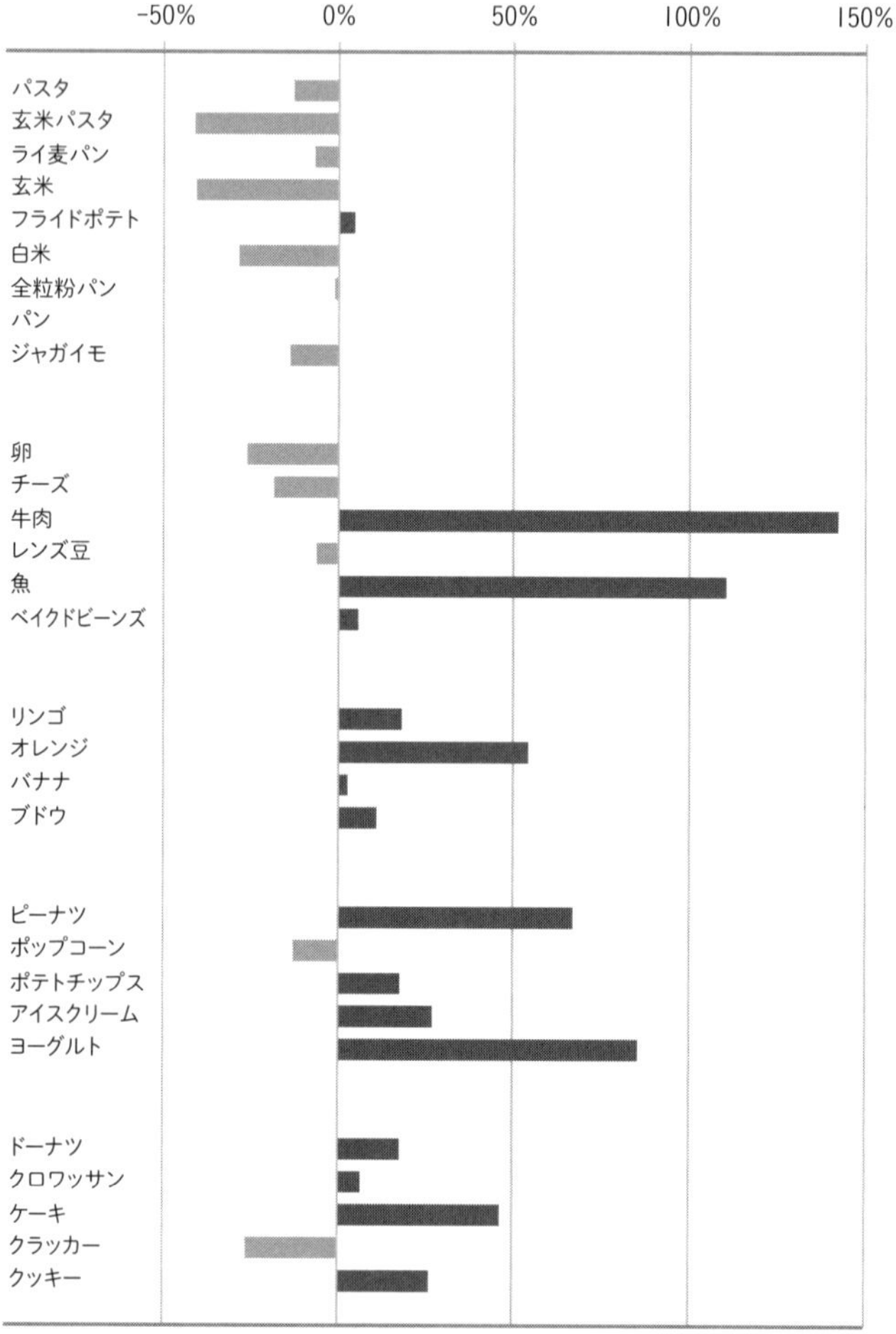

Hot SH. Am J Clin Nutr. 1997 Nov;66(5):1264-76を改変

左側に棒グラフが伸びているのが、インスリンに対してGI値が高い食材、
右側に棒グラフが伸びているのが、GI値に対してインスリンの分泌が多い食材。

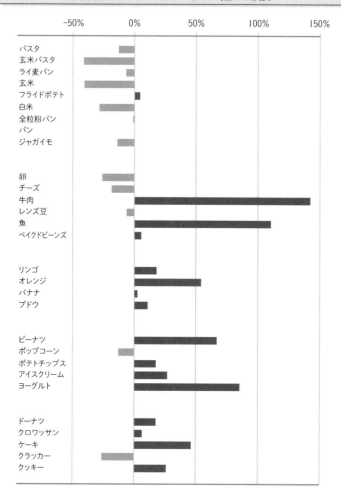

300kcalだけ減らして、集中的なインスリン治療を行い、血糖コントロールを厳格に行いました。そして血糖値を下げるために、インスリンをかなり投与しました。

結果はどうなったかというと、摂取カロリーを減らしたにもかかわらず、なんと体重が8・7kgも増えていたのです。これはインスリンの影響だと考えられます。

今も糖尿病の治療の現場では、血糖コントロールを厳格にするためにインスリンをたくさん投与する傾向があります。ただ、こうした研究を受け、インスリンを使うことが本当にいいのかどうか、見直そうという動きも出はじめているようです。

同様に、糖尿病でない人の食事でも糖質制限を長期に行うことが健康にいいのか、考えてみる必要があるのではないでしょうか。

糖質制限によって血糖値の上昇は抑えられても、たんぱく質をとることでインクレチン分泌→インスリン分泌につながってしまうことにより、別の問題が起こってくるのではないかと推測できるからです。

最近では糖質制限のダイエット効果についても、意見が分かれているようです。糖質制限をすると、確かに最初は体重減少が大きいのですが、1年後くらいにはリバウンドしてほとんど元に戻ってしまったというケースが多いのです。これにもインスリンが関与している可能性があります。

インスリンが出すぎると、糖尿病や肥満を招く

ここで、改めてインスリンについて説明しましょう。

繰り返しになりますが、インスリンは血糖値を下げるホルモンです。

通常、食事をして血糖値が上がると、インスリンが分泌され、糖を細胞内に取り込んでエネルギーとして利用されます。

血糖が多すぎて余っているときは、グリコーゲンや中性脂肪として肝臓に蓄えられます。反対に、糖が体内で不足したときには、肝臓や筋肉などにストックしていた分が放出され、エネルギーとして利用されます。

このしくみが正常に働いているうちはいいのですが、糖質が高い食事が続くなど、インスリンが出続ける状態になると、さまざまな問題が起こってきます。やがてインスリンに対する反応が鈍くなり、インスリンが十分に分泌されていても、その効きが悪くなってし

インスリンの問題点

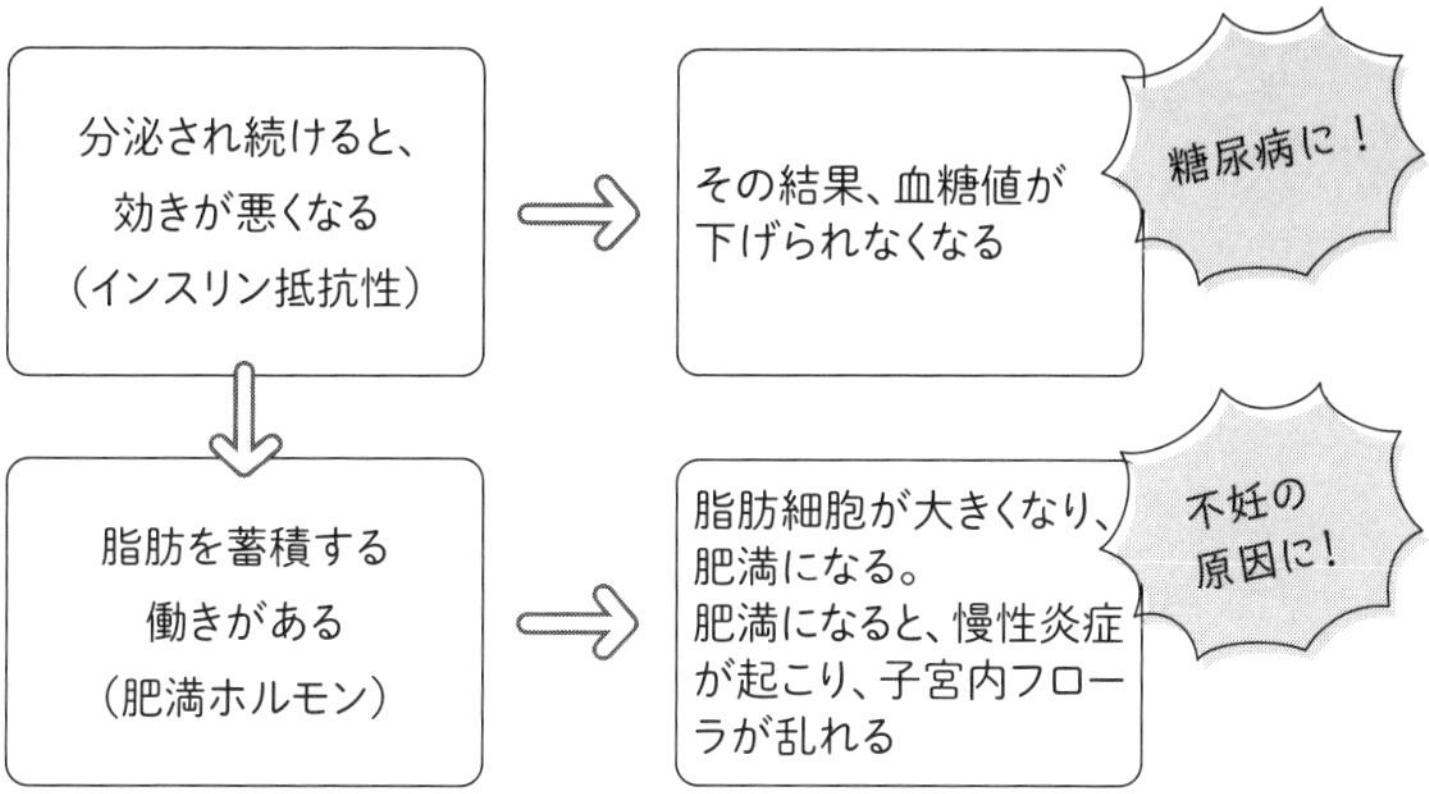
分泌され続けると、効きが悪くなる（インスリン抵抗性）
その結果、血糖値が下げられなくなる
糖尿病に！
脂肪を蓄積する働きがある（肥満ホルモン）
脂肪細胞が大きくなり、肥満になる。肥満になると、慢性炎症が起こり、子宮内フローラが乱れる
不妊の原因に！

健康、そして妊娠のためには、インスリンをなるべく分泌させないようにすることがポイント。

まいます。この状態を「インスリン抵抗性」といいます。

インスリン抵抗性があると、インスリンが出ていても、血糖値を下げられなくなってしまいます。その状態になったのが、糖尿病というわけです。

血糖値が高い状態が続くと、膵臓が疲れてインスリンを分泌する能力が低下するのに加え、インスリン抵抗性がさらに強まります。つまり、インスリンの効きがますます悪くなり、血糖値が高い状態が常に続くという悪循環になるのです。

先ほど、インスリンは「肥満ホルモン」といわれていると述べましたが、インスリンには脂肪を合成する働きもあります。インスリンが出続けると、脂肪細胞が大きくなり、肥満につながっていくのです。

糖質を過剰に摂取するとインスリンが分泌され、余った糖質が脂肪に変わってしまいます。糖質制限ダイエットは、このメカニズムを利用したものでした。糖質をとらなければインスリンが分泌されず、脂肪も蓄積しないという考え方です。

ところが、これまでお話ししてきたように、糖質だけではなく赤身肉などのたんぱく質を食べたとしても、インスリンが分泌されてしまいます。ダイエット成功のカギは、インスリンが握っているのです。

妊娠に悪影響を与える「慢性炎症」の問題

インスリンが関係しているのは、ダイエットだけではありません。ここからが本題なのですが、実はインスリンは妊娠とも深くかかわっているのです。

最近になって、ほとんどの病気や不調は、体内で起きている「慢性炎症」が原因であるといわれるようになりました。

それだけではありません。体内に「慢性炎症」があると、妊娠しにくいこともわかってきたのです。

「炎症」をわかりやすくたとえると、体のなかで起きている火事のようなものです。慢性炎症は、弱い炎症の状態が長く続く症状を指します。自覚症状はほとんどないものの、持続するため、最終的には修復不可能になってしまいます。たとえ大火事ではなくても、くすぶった状態が長く続くことで、体にダメージを与えてしまうのです。

例えば糖尿病や高血圧などの生活習慣病や、認知症やがん、炎症性腸疾患、アトピー性皮膚炎、精神疾患なども慢性炎症から生じているといわれています。

慢性炎症に対して、急性炎症は症状も急で激しいため、発熱や、喉やリンパ節が腫れるといった自覚症状もあります。免疫機能が一時的に強くなっている状態で、適切な処置や治療で症状が治れば、もとの状態に戻ることが可能です。

一方で、慢性炎症は自覚症状もなく症状が進み、修復することが難しいため、かえってやっかいだともいえます。

では、「慢性炎症」は妊娠にどのような影響を与えるのでしょうか。

実は、慢性炎症が改善すると、受精卵が着床しやすく、妊娠しやすくなるというデータがあるのです。

そのキーワードとなるのが、インスリンです。先ほど触れた「インスリン抵抗性（インスリンが効きにくくなる状態）」が、慢性炎症の原因になるからです。

インスリンは脂肪をため込む作用があると述べました。そしてインスリンが出続けることで脂肪細胞が大きくなると、そこから炎症を引き起こすさまざまな物質（炎症性サイトカイン）が放出されるようになります。これが全身をめぐることで、炎症性疾患をもたらします。その状態が長く続くことで、さまざまな慢性炎症が起こってくるのです。

ここまで読まれた方は、栄養不足だけでなく、肥満もまた妊娠を妨げる要因になると気づいたのではないでしょうか。

実際、不妊に悩む人に、肥満の状態（BMI25以上）がみられることが少なくありません。これは女性だけでなく、パートナーである男性も同じです。

女性の肥満に伴うインスリン抵抗性は、排卵障害のほか、卵子や胚質の低下をもたらし、着床にも悪影響を与えるとされています。男性の肥満においても、精子濃度や総運動精子数を低下させます。また、肥満のカップルの体外受精では、生児出産率が低下するという報告もあります。

妊娠を考えるなら、カップルでインスリンをコントロールする食べ方がポイントになってくるのです。

子宮内フローラと慢性炎症の関係

1章で子宮内フローラの話をしましたが、実は子宮内環境が悪い人にも「慢性炎症」がかかわっていることがわかっています。

子宮内膜に炎症がみられる慢性子宮内膜炎は、子宮内膜に「形質細胞」という血液細胞の一種（Bリンパ球）が広がっている炎症の状態にあり、なんらかの免疫異常が起きていると考えられています。

慢性子宮内膜炎の原因はまだ不明な点もありますが、細菌感染が関係しているということがわかっています。

そのため、子宮と物理的に近い腸の炎症はないか、インスリン抵抗性による脂肪蓄積などが原因の全身の炎症がないか、といったことを考える必要があるのです。

実際、子宮内フローラの異常が、反復性着床障害（良質な受精卵を移植しても、妊娠に至らない状態を繰り返す）の患者さんの体外受精成功率と関係があることが報告されていて、これが慢性子宮内膜炎ともかかわっているとして、注目されています。

こうした子宮内フローラの異常を改善することで、妊娠率がアップする可能性があるのです。

ちなみに、過去に帝王切開手術の経験がある人、子宮筋腫など子宮の手術を経験している人なども、子宮内フローラの状態がよくないことを私は数多く経験しました。

手術によって子宮になんらかの細菌が入ってしまったり、抗生物質を投与することで子宮内フローラの状態が変わってしまう可能性が考えられます。

肉食の問題点②――卵子の老化の促進

「卵子の老化」が妊娠に与える影響

子宮内環境に加え、妊娠しにくい人が増えている背景には、「卵子の老化」という問題があります。

私たちの不妊治療では、たくさんの進歩がありました。男性不妊や卵管障害に対する治療は、以前と比べると隔世の感があります。しかしなお卵子の老化については一番の課題なのです。

2020年に発刊された『LIFE SPAN 老いなき世界』（東洋経済新報社）の著者デビッド・A・シンクレア氏は、寿命が延びるなかで、卵巣の老化が最後のテーマであると述べています。

長寿遺伝子を研究している彼は、寿命2年のマウスでは1歳のときにすでに妊娠しなくなることを例に挙げています。レスベラトロールという、赤ワインに含まれる物質でマウスの寿命が延びたとしても妊娠できる期間は変わらなかったからです。

でも、この老化を治療できる方法が解明されつつあります！

そのヒントとなるのが、２０１６年に東京工業大学栄誉教授の大隅良典先生がノーベル生理学・医学賞を受賞した「オートファジー」の理論です。オートファジーとは、私たちの細胞に備わっている、欠陥のある細胞小器官やたんぱく質を、分解・リサイクルするしくみです。

このオートファジーは、21世紀の大発見とされ、世界で続々と新しい論文が発表されています。

私は昨年、妊娠と生殖に関係する論文を世界中から２００以上集め、じっくり読み解いてきました。その結果を総論として医学雑誌に投稿しました（＊８）。のちほど紹介しますが、そのなかには今までよかれと思っていることが、生殖には逆効果だったりすることもありました。

前にも述べたように、良質なたんぱく質とされている赤身肉も、妊娠にとって逆効果の報告もありました。

ここで「コレステロールが高いほど卵巣予備能（抗ミュラー管ホルモン）が高くなるという先ほどの話と矛盾するのでは？」という疑問が浮かびます。

その疑問を解くカギを握っているのが、このオートファジー理論なのです。

たんぱく質のとりすぎが逆効果になる人もいる

私はこれまで、とくに妊娠においては肉などのたんぱく質をとることが重要だと述べてきました。しかしなかには、たんぱく質の摂取が逆効果になる人もいると考えるようになりました。

それをお話しする前に、まずは体の「成長モード」と「修理モード」について説明しましょう。細胞の「成長モード」とは、たんぱく質を生産し、エネルギーを蓄積する段階です。そして「修理モード」とは、脂肪を燃焼させ、細胞内に生じた有害物質を除去し、細胞を修復する段階です。

『SWITCH　オートファジーで手に入れる究極の健康長寿』（ジェームズ・W・クレメント、クリスティン・ロバーグ著、日経BP）に詳しく記載されていますが、たくさんのたんぱく質は体を「成長モード」にシフトします（脂肪蓄積と筋肉形成）。しかしそのとき、がんを活性化したり、生活習慣病を引き起こす可能性もあります。そしてこの「成長モード」に入ると、オートファジーが抑制を受けて、細胞内をきれいに片づけることがなくなります。

逆に今まで体にとって有益とされていたアミノ酸（たんぱく質を構成する有機化合物）が足りなくなったり、摂取カロリーが減ってくると、オートファジーが働いて「修理モード」になるのです。

つまり、人間の体には「成長モード」と「修理モード」があり、発育段階によって適切なモードがあるということです。

例えば、妊娠する前には「成長モード」、中高年になると「修理モード」といった具合です。

しかし、妊娠を考えるときに、「成長モード」だけでいいのでしょうか？

それこそが、この本の大きなテーマです。

私は、このオートファジー理論は不妊治療にも応用できると考えています。つまり、体外受精を繰り返してもなかなか良好胚まで到達しない場合、高齢になって採れる卵の数が減り、卵の質も低下してきた場合、卵巣機能が落ちてきた場合は、あえて栄養をしっかりとるのではなく、体を少し「修理モード」にすることがポイントだということです。

あえて「食べない」時間をつくることの効果

「糖質もダメ、たんぱく質もダメ。ではいったい、何を食べたらいいの？」

そんな声が聞こえてきそうです。

インスリンは、糖質を食べてもたんぱく質を食べても分泌されてしまいます。例外として純粋な脂質のみ、インクレチンが分泌されないので、インスリンの分泌につながりません。つまり、食べ物のほとんどがインクレチンの放出につながり、インスリンを分泌させてしまうということです。

それでは何も食べられなくなってしまう。そう思いますよね。

実はそれこそが、慢性炎症を抑えるポイントなのです。

どういうことかというと、インスリン抵抗性を改善するためにもっとも効果的な方法は、「食べない」時間をつくることだったのです。

実際、食事の内容を見直すよりも、食事の回数を減らすほうが、2倍の影響力があることが報告されています（＊9）。

そこで私がおすすめするのが「断食」です。

なぜかというと、食事と食事の間隔を空けることによって、インスリン抵抗性を改善することができるからです。


食事をすると血糖値が上がるため、インスリンが分泌されます。食事をしていない空腹の時間は、基本的にインスリンは分泌されていません。

ということは、1日3食きちんと食べて間食をしない場合、インスリンが分泌されるのは3回ということなります（分泌量についてはここでは言及しません）。裏を返せば、インスリンが分泌されていない時間もしっかりあるということになりますね。

実は、インスリンが出ていない時間というのがとても大切なのです。

なぜかというと、ある程度メリハリがあることによって、インスリンの効きがよくなるからです。

一方で、血糖値にばかり注目してしまうと、インスリンが出続けることになります。

糖質制限をしている方によく見られるのが、血糖値の急激なアップダウンを避けるために、1日の食事を3食ではなく5食くらいに分けて食べたり、おやつ（補食）をとったりするなどして、血糖値を安定させる食事法です。

たしかに「小分けにして食べる」といった方法は、血糖値の急激な変化を避けることができます。

しかし、たとえ量は少なくても食べ物を口にする限り、インスリンは分泌されてしまいます。こうした、「少しずつでもインスリンが出続けている状態」が、インスリンの効きを悪くしてしまいます。

なかにはよかれと思って、夜寝る前にも少量の食べ物（おもにたんぱく質など）を口にして、血糖値を安定させて眠るという人もいます。

どんな人でも、睡眠中は食べ物を食べていませんから、低インスリンの状態です。この低インスリンの時間を確保することが大切なのに、寝る直前に何かを口にしてしまえば、せっかくの夜間の低インスリン状態の時間を短くしてしまいます。

インスリン抵抗性を改善するには、インスリンが分泌されない時間を増やすことが必要です。食べなければ、当然インスリンの分泌も抑えられます。

何より、食べない時間は体を「修理モード」にしてくれます。

つまり断食には、

・子宮内フローラを整える（慢性炎症の改善）
・卵子の老化を防ぐ（体を修理モードにする）

という2つのメリットがあるのです。

断食初心者でもできる！ 妊娠体質をつくる断食

最近は断食も「ファスティング」という言葉で広く知られるようになりました。芸能人やファッションモデルでも実践している人が多いですね。

ただ、断食と聞くと、

「食事を抜くなんてムリ」

「空腹に耐えられない」

と尻込みしてしまう人もいるかと思います。

たしかに本格的な断食を行うと、数日で体重減少がみられるなど効果も高いのですが、ハードな面があることも否めません。

また、断食の前後には肉などの動物性たんぱく質やカフェイン、アルコールを控えたり、「準備食」「回復食」として消化のいいものをとったりするなど、気をつけることがいろいろあります。

その点、この本で紹介する断食は、週2日程度、それぞれ1食抜くだけなので、手軽に実践できます。しかも、まったく食べない断食ではなく、栄養たっぷりの「妊活スープ」をとりながら行うので、断食初心者の人でも安心してできます。

目的はインスリンが分泌されない時間をつくり、体を「修理モード」にすることですが、それによって肥満も解消するでしょうし、食べすぎも抑えられます。

次章では、「妊活スープ断食」のやり方をご紹介しましょう。

コラム

いいストレスが遺伝子を元気にする!?

人間にとって、不老不死は太古から永遠のテーマです。最新の遺伝学の進歩を紹介した『LIFE SPAN』では、この不老不死をかなえるヒントが示され、大きな話題となりました。

少し難しい話になりますが、妊娠にもかかわる話なので、紹介させてください。

人間の体には、約37兆個の細胞があるといわれています。1つひとつの細胞の遺伝情報は、デジタル情報のDNAと、アナログ情報のエピゲノムがあります。

老化とは、今まではDNAが年とともに劣化するためと考えられていましたが、実はデジタル情報のDNAはなかなか壊れないことがわかりました。そしてこのDNAを修飾するアナログ情報のエピゲノムのほうが、年とともに劣化することがわかってきたのです。

DNAによらない遺伝のしくみを「エピジェネティクス」と呼びますが、『LIFE SPAN』では、これが老化の原因であると述べられています。

私は、この情報に人知れず興奮しました。

というのは、妊娠するために私たちが取り組んでいる食生活や生活環境、生活習慣の改善はエピジェネティクスを変えていると認識していたからです。

妊娠に関しては、私は前著で、卵子は産まれてから一生細胞が入れ替わらないこと、年齢が上がるごとに染色体異常を引き起こすことを述べました。そして卵子の老化を防ぐ方法として、DNAを修飾するアナログ情報へのアプローチを提案しました。

しかしデジタル情報であるDNAが損傷していないのであれば、アナログ情報であるエピゲノムは修復可能かもしれないのです。

実際、シンクレア氏は、適度なストレスを与えることでエピゲノムを回復できると述べています。

ということは、細胞である卵子も老化を防げる可能性があるということです。

その具体的な方法は以下の４つ。

・カロリー制限をする
・間欠的に断食をする
・寒さに一定期間身をさらす

・汗をかく運動をする

体の代謝をよくするためには厚着よりも薄着のほうがいい、ということになりますし、栄養たっぷりの食生活がいいかというと、必ずしもそうではない、ということになりますね。

ストレスというと、悪いものと思われがちですが、適度なストレスは細胞を元気にしてくれる可能性があるということです。

だからこそ、妊娠しにくい人にはぜひ一度断食を試していただければと思います。

3章

「妊活スープ」で妊娠体質に変わる

――「子宮内フローラ」を整える方法

海外でも話題の「妊活スープ」

この章では、栄養豊富な「妊活スープ」をとりながら、断食をして妊娠体質をつくる方法についてお話ししていきます。

この「妊活スープ」は、アメリカでは「ボーンブロス」としてよく知られています。

ボーンブロスとは、文字通り骨からとったスープのことで、おもに鶏や豚、牛の骨を使います。イメージとしては、鶏ガラスープをさらにじっくり煮込んだものです。普段の食事で不足しがちな栄養が豊富で、ダイエット効果はもちろん、インスリンなどのホルモンバランスを整えてくれるといわれています。

長時間煮ることで骨からコラーゲンが染み出し、加水分解されてゼラチンになります。ゼラチンは加熱することで吸収されやすくなります。

アメリカでは、アスリートや俳優などが美容やダイエットのためにボーンブロスを取り入れています。それだけでなく、腸内環境改善、アトピーの改善、生活習慣病の改善など健康にも役立つと注目をされていることから、ボーンブロス専門店までできているそうです。

海外のセレブたちが取り入れはじめたことから、日本でも近年、広がりつつあります。医師がすすめるスープの本は、日本でもたくさん出版されており、その健康効果はお墨付きです。

例えば、80歳の免疫専門医である藤田紘一郎先生も、その著書『免疫専門医が毎日飲んでいる長寿スープ』(ダイヤモンド社)のなかで、長寿スープは腸内環境を整え、ミネラルもとれるとおすすめしています(著書では野菜やハーブ類、発酵食品も使っています)。

ボーンブロスは、最近流行しはじめたものだと思われがちですが、実は、太古の昔から食料とされていたことがわかっています。狩猟採集時代の昔から、動物の骨をまさに〝骨の髄まで〟とることで栄養源としていたのです。

また、古代ギリシャの医学の父といわれるヒポクラテスは、消化機能の問題をもつ患者に、このボーンブロスをすすめたことでも知られています。

骨から煮込んだスープは栄養たっぷり

ボーンブロスのメリットは、

・腸内環境を整える（その結果、免疫機能のアップにもつながる）
・皮膚の健康を維持する
・関節を保護する
・体の毒素を排出する

などがあげられます。

まず、ボーンブロスには、腸粘膜を修復するグルタミンというアミノ酸が含まれています。グルタミンは腸管粘膜の主要なエネルギー源であり、やせ菌を増やすともいわれています。

また、腸の炎症を鎮めるグリシンというアミノ酸も含まれています。グリシンは腸活に役立つだけでなく、肝臓の解毒作用を助け、デトックスも行います。

近年では、小麦製品（グルテン）や乳製品（カゼイン）、汚染物質や加工食品が原因で腸に炎症が生じる「リーキーガット症候群」という病気が知られるようになりました。腸管壁に小さな穴が開くことで、まだ消化されていないたんぱく質がそのまま体内に入ると、炎症を起こしてしまい、アレルギーのもとになります。こうしたリーキーガット症候群も、ボーンブロスによる改善が期待できます。腸内環境がよくなることにより、腸内フローラのバランスも整います。

ボーンブロスには、皮膚や関節にもいい成分が含まれています。髪や肌を構成するコラーゲンも豊富で、カルシウムやマグネシウムなどのミネラルも入っています。

また、ボーンブロスの材料である軟骨部分（骨と骨の連結部分）には、グルコサミン、コンドロイチン硫酸が含まれています（グルコサミンやコンドロイチン硫酸は、以前はサプリメントとして服用しても消化されるので役に立たないのではないかといわれていましたが、現在は効果があることが証明されています）。

こうしたさまざまな効能をもつボーンブロスは、たんぱく質不足の方、アレルギーの方、慢性炎症の方にとって、とても効果的です。

本格的なボーンブロスをつくるためには、長時間煮込む必要がありますが、なかなか時間がとれないという人も多いでしょう。

そこでこの本では、もっと手軽につくれるものを「妊活スープ」として紹介します。

いいことたくさん！「妊活スープ断食」のメリット

「妊活スープ＋断食」を組み合わせたのが、「妊活スープ断食」です。

断食と聞くと「大変そう」「空腹に耐えられない」と思われるかもしれませんが、腹持ちがよく、何よりおいしいので、それほどつらいと感じることはありません。

断食法の1つに、酵素ドリンクを飲みながら行う方法がありますが、このドリンクには糖質が多く含まれていることが多いのです。断食中、空腹がつらいからとこのドリンクをたくさん飲んでいると、糖質のとりすぎになり、本来の断食の意味が薄れてしまいます。

その点、「妊活スープ」は糖質がほとんど入っていないので、たくさんとっても大丈夫。

そして断食することにより、血中のインスリンレベルが下がりますので、「インスリン抵抗性」が改善するとともに、内臓脂肪を減らし、慢性炎症の改善をもたらします。

さらには、断食をすることによって、前章で述べた「オートファジー」が働きます。

実は、このオートファジー機能にスイッチを入れるにはコツがあることが、最近の研究でわかってきました。それが、たんぱく質を構成している20種類のアミノ酸のうち、バリン、ロイシン、イソロイシン、アルギニン、メチオニンの摂取量を減らすことです。

アルギニン以外は必須アミノ酸のため、摂取が推奨されているのですが、常にこうしたアミノ酸を摂取していると、体は「成長モード」のままで「修理モード」になることができません。

ボーンブロスには、グルタミンやグリシンが豊富と述べましたが、前述のアミノ酸はあまり含んでいないために、体を「修理モード」にしてくれるというわけです。

ただし、やせすぎている方、血糖調節障害がひどい方、コレステロールが低すぎる方は、この断食によって、頭痛、ふらつきがひどくなったりすることがあるため、ある程度栄養をつけたあとに行うのがいいでしょう。またはじめての場合は、持続血糖測定器をつけて血糖の状態を確認しながら行い、低血糖になった場合は中止するようにしてください。

「妊活スープ」のつくり方

材料

◎鶏ガラ……1羽／または鶏手羽……15本程度

＊牛骨、豚足などでもOK

◎水……2リットル

◎アップルサイダービネガー（リンゴ酢）……大さじ2

＊なければ梅酢などでもOK

◎長ネギ……1本

◎玉ネギ……1個

＊トマト、ニンジン、セロリなど、野菜の種類、量は適当でOK

◎天然塩……適量

◎黒胡椒《こしょう》……適量

作り方

①鶏ガラをザルに入れ、流水で洗う。お湯を1リットル（分量外）沸かし、鶏ガラにかけて臭みを取る。

②大きめの鍋に、鶏ガラ、長ネギ、玉ネギ（野菜類）を入れる。水2リットル（具材が隠れるぐらい）、アップルサイダービネガー、天然塩、黒胡椒を加え、沸騰させないようにして弱火で煮込む。アクが出てきたら、その都度取り除く。

③そのまま弱火で2～3時間煮込む（長時間煮込んだほうが、骨からゼラチンが溶け出してくる）。

〈スロークッカーを使う場合〉

アクを取り除いたら、スロークッカーに移し、8時間ほど保温する。

〈炊飯器の保温機能を使う場合〉

アクを取り除いたら、炊飯器に移し、保温スイッチを押し、8時間置く。

④大きめのボウルにザルをセットし、キッチンペーパーを敷いてスープを濾《こ》す。

⑤冷蔵庫で1時間ほど冷やし、上部にできた油の層を取り除けば完成。

鶏スープは、ややあっさりした味です。牛骨を使う場合は、牛テールを入れるとゼラチンがよく出ます。牛骨や鹿骨などは、軽く洗い、オーブンシートに載せ、少し焼くと味わい深くなります。

＼ 注意点 ／

材料の骨は、なるべく抗生物質やエサに化学肥料が使われていないものを選びましょう。また、調理する鍋は有害ミネラルのことを考慮し、アルミ製でないものをおすすめします（後述）。
煮込んだ手羽の肉の部分や野菜なども食べることができますが、「妊活スープ断食」を行うときはスープのみをとるようにし、肉などは通常の食事のときに食べるようにしてください。

＼ 保存方法 ／

濾して冷ましたスープは、冷蔵庫で3～4日保存が可能です。冷凍すると1カ月ぐらい保存できます。どちらも再加熱してからとるようにしてください。

「妊活スープ断食」の2つのコース

「妊活スープ断食」のポイントは以下の2つです。

・週2回、朝食か夕食を「妊活スープ」に置き換える（1食200㎖程度。1日800㎖くらい飲んでも大丈夫）

・「妊活スープ」をはさんだ食事の間隔は、16時間空けること

食事のタイミングには、次のようなパターンがあります。

①朝食断食コース

・夕食：19～20時頃（普通食）

・朝食：7時頃（妊活スープのみ）

・昼食：12時以降（普通食）

②夕食断食コース

・昼食：12〜13時頃（普通食）
・夕食：19〜20時頃（妊活スープのみ）
・朝食：6〜7時頃（普通食）

このようにすると、夕食と昼食、あるいは昼食と朝食の間隔が、16時間以上空くことになります。夜しっかり食べたいという人は①のコースが、夕食が軽めでいいという人は②のコースがおすすめです。いずれの場合も、「妊活スープ」のみとるようにし、糖質やたんぱく質の摂取はしないようにします。ただし、水分はたくさんとるようにしてください。

本格的な断食では、断食をはじめる前の準備食や、断食をしたあとの回復食などが必要ですが、この本で紹介している「妊活スープ断食」は16時間空けるだけですので、特別な準備食、回復食は必要ありません。

ただし、いくら短時間であっても断食をしますので、その前後の食事では、ごはんやパン、パスタのみの食事やスイーツなど、極端に糖質が高いものはとらないようにしてください。効果が得られにくくなるだけでなく、血糖値が乱れやすくなり体調不良の原因になってしまいます。

また、「妊活スープ断食」を行っているときは禁酒し、たばこも控えてください。

断食は毎日行う必要はなく、週2回が目安です。できれば土日など連続して行うのではなく、月・木あるいは火・金など、中2日ほど空けて行ったほうがいいでしょう。

また、断食する日の夕食は、20時までにすませると効果的です。遅い時間に夕食をとってしまうと、それだけ翌日の昼食の時間を遅らせることになるだけでなく、寝ている間に脂肪をため込むため、肥満につながりやすくなります。

なお、断食を行う際は、低血糖にならないことがとても大切です。

もともとやせすぎの人（BMI：18・5未満）、低血糖の人、持病がある人、甲状腺機能低下症の人、常用している薬がある人が「妊活スープ断食」を行う際は、医師の指示にしたがってください。

また、現在妊娠中の人、授乳中の人、成長期のお子さんは行わないでください。

「妊活スープ断食」は16時間以上空けるのがポイント

①朝食断食コースの場合

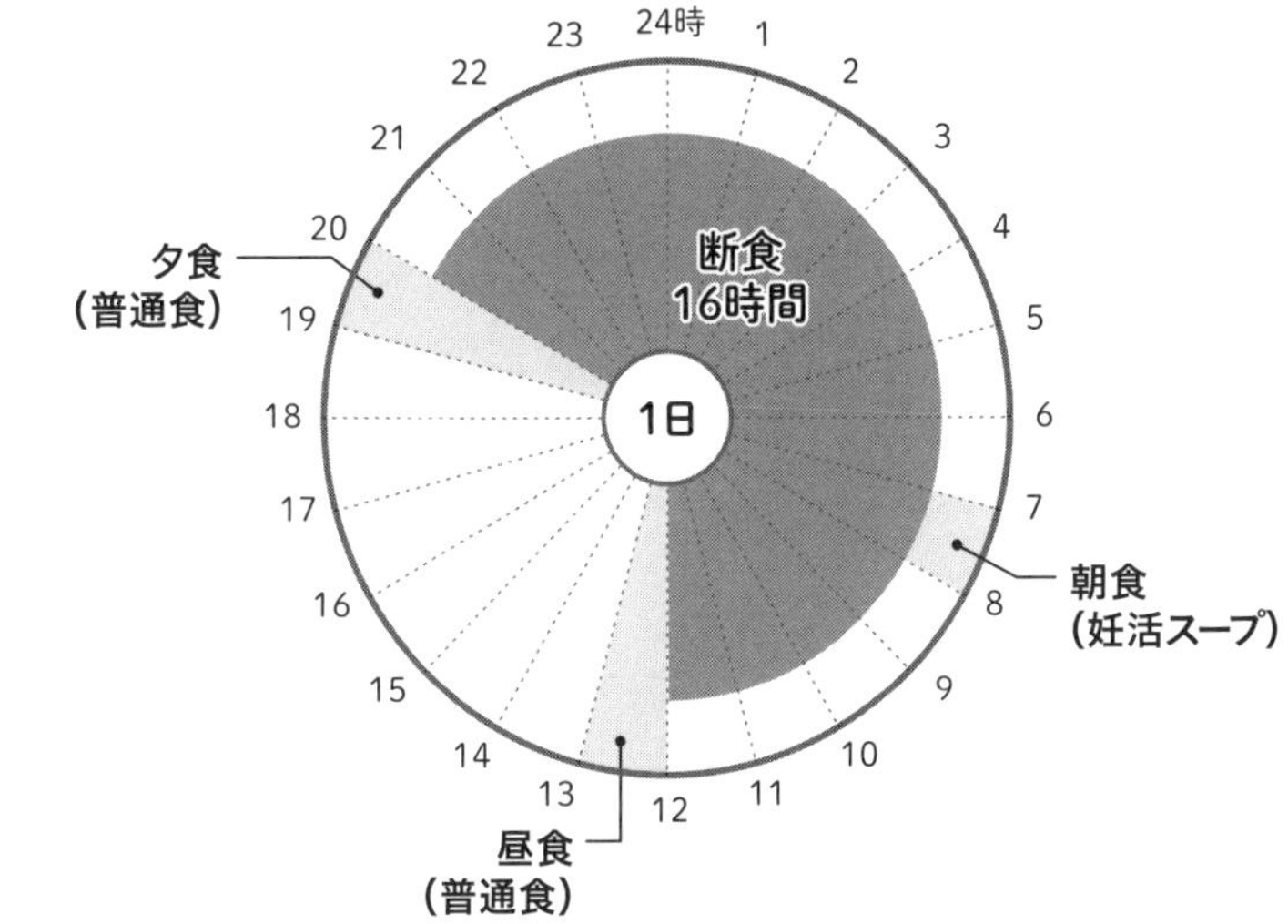

②夕食断食コースの場合

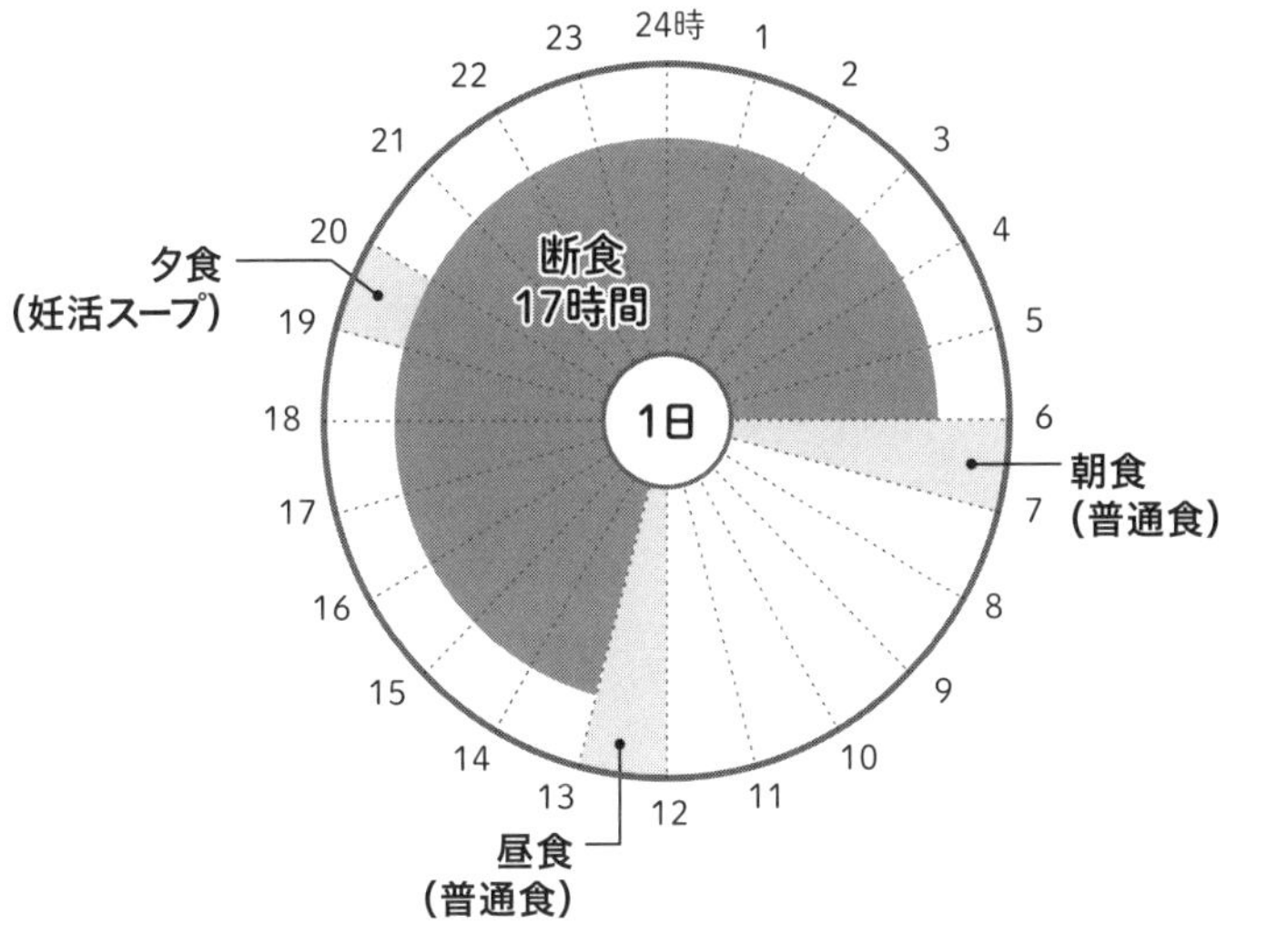

コラム

つわりも体の「修理モード」の1つ？

先ほど、「妊活スープ断食」は妊娠中に行わないようにと書きましたが、妊娠2カ月から3カ月でつわりに悩まされる方は多いと思います。

ひどい方は、ほとんど食事をとれないこともあります。そんなとき、「赤ちゃんは大丈夫？」と心配になることでしょう。

安心してください。米国国立衛生研究所の研究グループは、「妊娠初期に吐き気と嘔《おう》吐《と》を経験した妊婦は、症状がなかった妊婦に比べ、75％も流産・死産のリスクが低下していた」ことを発表しました（＊10）。つわりは良好な妊娠経過のサインなのです。

でも、どうしてごはんを食べていなくても、妊娠経過がいいのでしょうか？

これは私の考えですが、強制的に絶食にすることで、オートファジーのしくみを働かせて、妊娠がはじまる段階で「修理モード」にしているのではないでしょうか。

ママにとってはつらいばかりのつわりですが、赤ちゃんの体の基礎をつくっている大切な時間なのかもしれません。

4章

知らないうちにたまってる!? 有害ミネラル

――妊娠前のデトックスのすすめ

「なぜか妊娠しにくい人」を調べてみてわかったこと

ここまで、妊娠を妨げる要素として、子宮内フローラの乱れ（子宮の炎症）があること、そして、炎症を引き起こすインスリン抵抗性を改善することが重要であると述べてきました。

この章では、妊娠に大きな影響を与えるもう1つの問題、「有害ミネラルの蓄積」についてお話しします。

私も以前から、有害ミネラルが健康に及ぼす影響について知ってはいました。有害ミネラルといえば、公害がよく知られています。とはいえ、私自身は日常的に有害ミネラルに触れていないと思っていたので、他人事のレベルでした。また、妊娠と有害ミネラルについて、それほど深く考えたこともなかったのです。

ここから少し、私の話をさせてください。

私（古賀）のミネラル分析結果（オリゴスキャンによる測定）

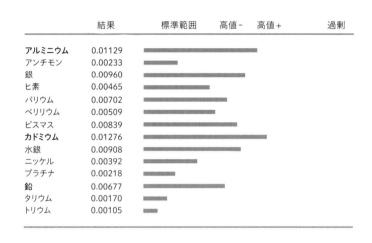

	結果	標準範囲	高値-	高値+	過剰
アルミニウム	0.01129				
アンチモン	0.00233				
銀	0.00960				
ヒ素	0.00465				
バリウム	0.00702				
ベリリウム	0.00509				
ビスマス	0.00839				
カドミウム	0.01276				
水銀	0.00908				
ニッケル	0.00392				
プラチナ	0.00218				
鉛	0.00677				
タリウム	0.00170				
トリウム	0.00105				

有害ミネラルへの認識が変わったきっかけは、すでにお話しした私自身の骨折です。

実は骨折をする数年前、自分の毛髪を使ってミネラル分析検査をしたところ、鉛の量が非常に高いことがわかりました。ちなみに毛髪検査では、有害ミネラルの排泄量がわかります。

有害ミネラルの排泄量に加えて、体のミネラルや有害ミネラルの蓄積量も調べたところ、カドミウムの蓄積量も非常に高いことがわかりました。

カドミウムが蓄積すると、骨からカルシウムが溶け出し、骨折しやすくなります。それを知って、私の骨折は有害ミネラルの蓄積が関係しているのではないかと思い至りました。

同時に、このような疑問が浮かびました。

「有害ミネラルが蓄積しているのは、私だけなのだろうか。そんなはずはない。ならば、妊娠を考えている女性にも、何かしら影響があるのではないか」

そこでいろいろな論文を調べたり、有害ミネラルのデータをとるうちに、この疑問は確信に変わりました。

現在、クリニックでは希望する患者さんに有害ミネラルの検査をさせていただいていますが、なかなか治療の結果が得られず妊娠がうまくいかない人、あるいは40歳以上の人を調べると、やはり私と同じように有害ミネラルが蓄積している方が多いことがわかってきたのです。

有害ミネラルが妊娠の妨げになる理由

体に有害ミネラルが蓄積していると、なぜ妊娠の妨げになるのでしょうか。

ミネラルのなかには、体にとって欠かせない必須ミネラルもあります。また、誤解されがちなのですが、有害ミネラルそのものが悪さをするわけではありません。有害ミネラルが体内に蓄積していることによって、妊娠に必要な栄養の吸収の邪魔をしてしまうことが問題なのです。

突然ですが、化学で習った元素の周期表を覚えていますか。H（水素）、Na（ナトリウム）といった元素記号が並んでいる、あの表です。周期表はそれぞれの元素の性質や特徴を考慮して並んでいます。つまり、表内の近くにある元素は、性質や特徴が似ているということです。ちなみに、元素のうち、酸素・炭素・水素・窒素を除いたものがミネラルです。

例えばCa（カルシウム）の上にはMg（マグネシウム）がありますが、周期表の縦の列にある元素は、性質が似ていることをあらわしています。

いきなり化学の授業のようになってしまいましたが、周期表を見ると、Cd（カドミウム）、Hg（水銀）は、Zn（亜鉛）の近くにあります。

どういうことかというと、カドミウム・水銀は、亜鉛と競合してしまうのです。ちなみにアルミニウム（Al）も、同族ではないものの競合しやすいといわれています。

亜鉛は、代謝にかかわる補酵素として働いていますが、カドミウムや水銀、アルミニウムがあることで、亜鉛は正常な働きができず、エネルギー代謝がうまくいかなくなるので

10	11	12	13	14	15	16	17	18
								2 He ヘリウム
			5 B ホウ素	6 C 炭素	7 N 窒素	8 O 酸素	9 F フッ素	10 Ne ネオン
			13 Al アルミニウム	14 Si ケイ素	15 P リン	16 S 硫黄	17 Cl 塩素	18 Ar アルゴン
28 Ni ニッケル	29 Cu 銅	30 Zn 亜鉛	31 Ga ガリウム	32 Ge ゲルマニウム	33 As ヒ素	34 Se セレン	35 Br 臭素	36 Kr クリプトン
46 Pd パラジウム	47 Ag 銀	48 Cd カドミウム	49 In インジウム	50 Sn スズ	51 Sb アンチモン	52 Te テルル	53 I ヨウ素	54 Xe キセノン
78 Pt 白金	79 Au 金	80 Hg 水銀	81 Tl タリウム	82 Pb 鉛	83 Bi ビスマス	84 Po ポロニウム	85 At アスタチン	86 Rn ラドン
110 Ds ダームスタチウム	111 Rg レントゲニウム	112 Cn コペルニシウム	113 Nh ニホニウム	114 Fl フレロビウム	115 Mc モスコビウム	116 Lv リバモリウム	117 Ts テネシン	118 Og オガネソン
鉄族・白金族	銅族	亜鉛族	アルミニウム族	炭素族	窒素族	酸素族	ハロゲン	希ガス 稀ガス

64 Gd ガドリニウム	65 Tb テルビウム	66 Dy ジスプロシウム	67 Ho ホルミウム	68 Er エルビウム	69 Tm ツリウム	70 Yb イッテルビウム	71 Lu ルテチウム	
96 Cm キュリウム	97 Bk バークリウム	98 Cf カリホルニウム	99 Es アインスタイニウム	100 Fm フェルミウム	101 Md メンデレビウム	102 No ノーベリウム	103 Lr ローレンシウム	

周期表の同列や近くにある元素は競合しやすい。例えば、同じ亜鉛族であるカドミウムや水銀が多いと、亜鉛の吸収の妨げになり、亜鉛不足につながる。

また、カルシウムが多すぎると、マグネシウムの吸収の妨げになる。

元素周期表

	1	2	3	4	5	6	7	8	9
1	1 H 水素								
2	3 Li リチウム	4 Be ベリリウム							
3	11 Na ナトリウム	12 Mg マグネシウム							
4	19 K カリウム	20 Ca カルシウム	21 Sc スカンジウム	22 Ti チタン	23 V バナジウム	24 Cr クロム	25 Mn マンガン	26 Fe 鉄	27 Co コバルト
5	37 Rb ルビジウム	38 Sr ストロンチウム	39 Y イットリウム	40 Zr ジルコニウム	41 Nb ニオブ	42 Mo モリブデン	43 Tc テクネチウム	44 Ru ルテニウム	45 Rh ロジウム
6	55 Cs セシウム	56 Ba バリウム	L ランタノイド	72 Hf ハフニウム	73 Ta タンタル	74 W タングステン	75 Re レニウム	76 Os オスミウム	77 Ir イリジウム
7	87 Fr フランシウム	88 Ra ラジウム	A アクチノイド	104 Rf ラザホージウム	105 Db ドブニウム	106 Sg シーボーギウム	107 Bh ボーリウム	108 Hs ハッシウム	109 Mt マイトネリウム
	アルカリ金属	アルカリ土類金属	希土類	チタン族	バナジウム族	クロム族	マンガン族	鉄族・白金族	

L ランタノイド	57 La ランタン	58 Ce セリウム	59 Pr プラセオジム	60 Nd ネオジム	61 Pm プロメチウム	62 Sm サマリウム	63 Eu ユウロピウム
A アクチノイド	89 Ac アクチニウム	90 Th トリウム	91 Pa プロトアクチニウム	92 U ウラン	93 Np ネプツニウム	94 Pu プルトニウム	95 Am アメリシウム

す。

亜鉛は妊娠にとって欠かせない重要な栄養素。男女問わず、圧倒的に不足している栄養素です。

亜鉛は精子にも多く含まれているため、男性がとるといい栄養素として知られていますが、女性ホルモンの作用を高める働きもあります。ですから、妊娠を望んでいる女性には必須の栄養素なのです。

しかし、有害ミネラルが蓄積していると、いくら亜鉛をとっても、ほとんど意味がないことになってしまう可能性があります。

もちろん、まったく亜鉛をとらないよりは、意識的にとったほうがプラスにはなるでしょう。それでも相当量とらないといけないであろうことは、容易に想像できます。

ところが、亜鉛をたくさんとりすぎると、今度は別の問題が出てきます。

元素の周期表の亜鉛の隣には、Cu（銅）があります。亜鉛と銅はブラザーイオンといわれていて、お互いに協力し合って働いています。銅も重要なミネラルで、血液中の赤血球がつくられるのを助ける栄養素です。ところが亜鉛をとりすぎることによって、今度は銅が不足してしまう可能性があるのです。

あくまでも亜鉛の例は一例にすぎません。まだはっきりと解明はされていませんが、有害ミネラルの蓄積によって、それ以外にも、栄養素の働きを妨げたり、なんらかの原因で妊娠を成立させにくくしたりする要素があると考えられます。

また私は、有害ミネラルがたまっている人は、卵胞液（卵胞内の卵子を取り囲む液体）にも影響を与えている可能性があるのではないかと考えています。それが、不妊治療において、細胞分裂がうまくいかない理由かもしれないのです。

食事に気をつけて、栄養もきちんととっているし、肥満もない。検査でもとくに問題がないのに、なかなか妊娠にいたらない——クリニックでそのようなケースにいくつも出会ううちに、私は「何かほかに原因があるのではないか」と考えてきましたが、それは有害ミネラルの蓄積が関係しているかもしれないのです。

体にたまった有害ミネラルを測る方法

「自分の体に有害ミネラルがどれくらい蓄積されているのか知りたい」

そう思われた方もいるでしょう。

有害ミネラルを測る方法は、今のところ2つあります。

1つは、先にもお話しした毛髪ミネラル検査です。0・1g程度の毛髪で検査でき、医療機関に行かなくても、キットを使って郵送で検査できるものもあります。

毛髪検査でわかるのは、有害ミネラルの排出量です。有害ミネラルは、血液検査ではわかりにくいのですが、毛髪では濃縮された形で含まれているため、測定しやすいのです。

もう1つがオリゴスキャンと呼ばれる検査で、体内のミネラルや有害ミネラルの蓄積を調べます。手のひらにセンサーを当ててスキャンするだけで、有害ミネラルをすぐに測定できます。

私のクリニックでも、2020年の秋頃から、オリゴスキャンを使って有害ミネラルを調べられるようになりました。毛髪ミネラル検査よりも瞬時に計測できるので、とても便利です。

有害ミネラルのデトックスをして、どれくらい蓄積量が減ったかどうかを調べるのに適しているのは、毛髪ミネラル検査のほうです。3～4カ月ごとに調べると、その変化がわかりやすいでしょう。

ただ、私たちのような生殖医療の現場で、毛髪ミネラル検査ができるところはほとんどないのが現実です。それだけ、妊娠と有害ミネラルの関係はまだ重要視されていないということです。

水、食べ物、日用品…意外に身近な有害ミネラル

先ほど、私の有害ミネラルの蓄積を調べた話をしました。私の場合、毛髪ミネラル検査と、オリゴスキャンでも検査を行ったのですが、鉛が多くたまっていたことは、すでに述べた通りです。

鉛が体内に蓄積する原因の1つに、水道管があります。昔の古い水道管は鉛でできていたため、それが鉛が検出される原因になることがあるのです。今はほとんどの水道管はステンレスなど鉛が溶け出さないタイプのものに交換されていますが、水道水は毎日飲む可能性があるため、注意するに越したことはありません。

私自身はここ10年水道水を飲んだことがなく、ずっとミネラルウォーターを摂取してき

たので、この結果に大変驚きました。なぜ、鉛が多くたまっていたのか、その原因が自分では思い当たりません。

それ以外にも、水銀、アルミニウム、カドミウムなどが多かったため、どのような経路で有害ミネラルが体内に入ってくるのか、いろいろと調べてみました。

すると、特殊な状況にある人だけに有害ミネラルがたまるわけではないことがわかってきました。現代人にとって、それほど有害ミネラルは身近なものだということです。

どのようにして有害ミネラルが体内に入ってくるのか、以下代表的なものを挙げておきましょう。

◎魚（大型魚）、歯の詰め物（アマルガム）など……水銀

マグロ、カジキ、カレイ、ヒラメ、アンコウなどの大型魚には、水銀が蓄積されています。大型魚は食物連鎖の上に立っていて、小魚や中型魚をエサにしているため、水銀を体内にため込みやすいのです。

しかも、日本近海ほど、水銀が大量に流れ込んでいるといわれています。実際、大西洋のマグロより、太平洋のマグロのほうが水銀汚染が強いといわれているのです。これは日

本が火山国であることが関係していると思われます。

厚生労働省は、有害ミネラル（水銀）の過剰摂取を防ぐために、妊婦さんが魚を食べる際の注意喚起をしています。

たしかに魚は良質なたんぱく質源ではあるのですが、魚の種類、食べる量によって水銀の過剰摂取にならないようにアドバイスをしており、母子健康手帳にも記載されています。

例えば、キンメダイ、ツチクジラ、メカジキ、クロマグロ（本マグロ）、メバチ（メバチマグロ）、エッチュウバイガイ、マッコウクジラは、1週間で刺身1人前または切り身ひと切れ（約80g）までとしています。

ただ、これは妊婦さんだけの問題ではありません。〝妊娠前から〟気をつけることで、水銀の蓄積を予防できるのです。


アマルガムは、虫歯治療の歯の詰め物です。現在は虫歯治療にアマルガムを使用するのは禁止されていますが、20年ほど前まで歯科で幅広く使われていました。

アマルガムのおよそ半分が水銀で、歯に銀白色の詰め物が入っている場合は、アマルガムの可能性が高いでしょう。口のなかの詰め物から、少しずつ水銀が蓄積されている可能性があります。

アマルガムは殺虫剤、防カビ剤、小麦の種子の防カビ剤としても使用されていて、それを食べたイラク人民が大量に亡くなったという報告もあります。

そのほかワクチンを製造する際に雑菌が混入して増殖するのを防ぐ目的で、有機水銀化合物のチメロサールが使われており、アメリカでは子どもの自閉症との関連も報告されています。

水銀汚染には、四肢の震えなどの末梢神経障害のほか、記憶力の減退、アレルギー、カンジダ症なども関係しています。また大人の心臓血管障害やがん、子どもの自閉症、そして不妊との関連も指摘されています。

◎水道水（水道管から）、塗料、排ガスなど……鉛

水道水は、鉛の問題があります。ただし、水道水が悪いわけではありません。

先ほど述べたように、以前の水道管が鉛でできていたことが関係しています。現在は、浄水場から本管までは多くがステンレス管に交換されていますが、各家庭への引き込み管

は私有地にあり、所有者が負担しなければなりません。そのため、鉛管が残っているところもあるようです。

土壌も鉛に汚染されています。とくに焼却施設周辺の土壌は汚染されているという報告があります。

そのほか、排ガスや大気汚染もリスクが高いです。とくに1980年代半ばまでは、ガソリンに鉛が含まれていました。

また、ペンキや絵の具、鉛白《えんぱく》などの塗料や画材にも鉛が含まれています。これらを使用する際に、皮膚や鼻などから取り入れてしまうことになります。

鉛中毒の症状として、貧血や学習障害などがありますが、それ以外に、男女を含めて不妊との関連も指摘されています。

吸収された鉛は、大部分が骨に沈着し、女性が40代になると、骨から溶け出した鉛が体内に広がっていき、骨粗鬆症などの症状が出やすいといわれています。

骨粗鬆症の症状があらわれてくる年齢になると、時を同じくして高血圧や心臓血管障害が出やすいのも、偶然ではないと思われます。

健康のために、あるいはダイエットのために玄米を食べている人もいるのではないでしょうか。

◎玄米（皮の部分から）……カドミウム

実は、玄米の皮の部分にはカドミウムが含まれていることがあります。

カドミウムは、4大公害病の1つであるイタイイタイ病でよく知られています。妊婦さんや出産経験のある経産婦さんが、腰や膝に痛みを感じたり、骨が脆くなって簡単に骨折するようになったりしたことから、知られるようになりました。

電池の製造などに使われ、日本は世界最大のカドミウム消費国になっています。そのため、日本の土壌である水田や畑はカドミウムに汚染されている可能性があるのです。

そのような水田や畑で育った農作物には、当然カドミウムが含まれていると考えられます。そしてお米の場合、外側にある薄皮にカドミウムが蓄積されるため、白米よりも玄米に多く含まれているのです。

健康にいいと思って玄米を選んで食べていたら、カドミウムを蓄積してしまう可能性があります。土壌の問題なので、農薬の心配がない有機農法でも、これを防ぐことはできません。

カドミウムは、カルシウムと同じように骨に結合します。カドミウムが結合することで、カルシウムが減少し、骨密度が低下して骨折しやすくなります。

そして骨折予防のためにいいからとカルシウムを補うと、また別の問題が起こります。カルシウムは骨には結合せず、血管の壁に結合してしまい、動脈硬化を引き起こし、高血圧、ひいては心筋梗塞や脳梗塞の危険性が生じてしまうのです。

カドミウムが体内に蓄積している方は、お米を食べるときは玄米ではなく白米を選び、玄米に含まれる栄養分は別のもので補うようにするほうがいいでしょう。

調理器具、アルミホイル、缶詰、ベーキングパウダー、制汗剤など……アルミニウム

アルミニウムは、私たちの身のまわりにあふれています。

とくに缶ビールや缶詰、アルミホイルはとても身近なものですよね。缶詰は長期間保存ができる便利なものですが、それだけに、時間をかけてゆっくりアルミニウムが溶け出している可能性があります。アルミホイルも、ホイル焼きなどで加熱すると溶け出す可能性があります。

あまり脅したくはないのですが、健康のために食べているサバ缶も、サバを食べている

つもりがアルミニウムを摂取していた、ということにもなりかねません。健康志向が有害ミネラルをため込むきっかけになってしまっては、本末転倒です。

パンケーキなどお菓子作りに使用するベーキングパウダーにも、アルミニウムが含まれているものがあります。

また、アルミニウムは、鍋などの調理器具からも溶け出す可能性があります。

食品や調理器具以外では、夏場に肌に吹き付けて使うことが多い制汗剤にも、アルミニウムが含まれているものがあります。同じように皮膚につけるものに、ファンデーションがあります。これらは発色をよくするためにアルミニウムが使われています。

食品や調理器具、日用品や化粧品のなかには、アルミニウムフリーのものも売られているので、そういったものを選ぶといいでしょう。

ヒジキ、米……ヒ素

和歌山毒入りカレー事件によって、またかつては森永ヒ素ミルク事件によって、ヒ素は毒物としてすっかり有名になってしまいました。

ヒ素は口に入れたらすぐに命の危険があると思われがちですが、実際は広く自然環境のなかに存在するもので、日本国内の土壌や海水にも溶け込んでいます。そのため、魚介類や海藻、お米などをはじめとしたさまざまな食品にも微量に含まれています。

とくにお米やヒジキには無機ヒ素が多く含まれていることが明らかになっています。

お米に関しては、玄米の外側についているぬかの部分に多く含まれています。ですから、お米を食べるなら白米にするか、お米をよく研いでぬかを落とすことで、無機ヒ素の濃度が低くなることがわかっています。前にも述べたように、玄米にはカドミウムの問題もありますから、やはりお米は白米にしてとったほうがいいのかもしれません。

2004年、英国ではヒジキを食べることを控えるようにとの勧告が出たほか、2015年にはスウェーデンでお米の摂取量を制限する勧告が出ています。

お米もヒジキも、日本人にとっては長く親しんできた、欠かせない食品の1つです。では、どれくらいの量なら問題ないのでしょうか。

ヒジキは鉄分が含まれているため、妊娠を望む女性も健康のために食べているかもしれません。ヒジキの健康リスクに関して、毎日4・7g以上を継続的に食べないこととされています。

ヒジキの煮物には1人前で約10g以上のヒジキが含まれているといわれていますが、毎日食べ続けない限り、それほど神経質になる必要はないでしょう。

日本においては食生活を通じてヒ素が体内に入ることによる明らかな健康影響は認められていません。いずれにしても、特定の食品に偏らず、バランスのいい食生活を送ることが重要とされています。

いかがでしょうか。私たちの身近なところに有害ミネラルがあふれていることがわかり、怖くなってしまった人もいるかもしれませんね。

ここで挙げたもの以外にも、農薬や化学物質などに有害ミネラルが含まれています。有害ミネラルの害を防ぐには、こうしたものをなるべく避けることが必要でしょう。

便秘があるとデトックスがうまくいかない

有害ミネラルは、たまる一方ではありません。私たちの体には、たまった有害ミネラルを体外に排出する働きもちゃんと備わっています。

例えば、汗などでも有害ミネラルは排泄されます。ただし、それは1％程度。尿からも排泄されますが、これも数％です。

それよりも一番効果があるのが、便として出すこと。これにより有害ミネラルの6〜7割を排出することができるといわれています。

妊娠しにくい人のなかには、有害ミネラルがたまっているケースが多いと述べましたが、ではこのような方が特別に有害ミネラルを蓄積しやすい生活をしているかというと、そうとも限りません。

それよりも実感するのは、排泄がうまくいっていない、つまり便秘の人が多いということです。なぜなら、排泄は、有害ミネラルを排出する主要な経路だからです。

不妊に悩む女性には、便秘の人が多い印象があります。

加えて、便秘に通じますが、あまり運動をしていない人もよく見られます。

また40歳以上など高齢の女性は妊娠率が下がりますが、この理由の1つに、有害ミネラルの蓄積の可能性があると考えられます。なぜかというと、個人差はあるものの、やはり年齢が上がれば上がるほど、有害ミネラルが蓄積されるためです。

便秘の解消は、有害ミネラルのデトックスにつながります。そのため、腸の状態を整えることが何よりも大切です。

便のかさを増やし、排泄しやすくするためにも、食物繊維を意識してたくさんとりましょう。食生活のコツについては、5章で詳しくお話しします。

デトックスをサポートする栄養素

体にたまった有害ミネラルを排泄する経路について述べてきました。

それ以外の方法として、栄養素を使ってデトックスをサポートすることもできます。

その栄養素が、α-リポ酸とグルタチオンです。

α-リポ酸は、あまり聞き慣れない名前かもしれませんが、抗酸化（体のサビとり）作用を持つ硫黄を含んでいるビタミン様の物質です。

日本でデトックスの言葉を広められたC＆G銀座クリニック院長の大森隆史先生によると、α-リポ酸は、イオウ化合物で、有害ミネラルを捕まえて体外に排出する「キレート作用」をもつことで、体内の解毒酵素を活性化します。とくに鉛や水銀に対して強い排泄効果をもちます（＊11、12）。

グルタチオンは、体内で合成される強力な抗酸化酵素です。体のほとんどの細胞に存在していて、α-リポ酸と同様、抗酸化作用があります。

最近では、新型コロナウイルス感染症の重症化と致死のおもな原因として、グルタチオンが欠乏していた可能性が高いといわれており、注目を集めています。

グルタチオンのおもな働きは、以下の通りです。

・抗酸化作用
・抗炎症作用
・解毒作用
・抗ウイルス作用
・ビタミンC、ビタミンEのリサイクル（再利用）

グルタチオンを多く含む食品は以下の通りです。

・レバー、肉類

・小麦胚芽
・パン酵母
・キウイフルーツ
・アボカド

グルタチオンは、グルタミン酸とシステイン、グリシンという三種のアミノ酸からなるペプチド（アミノ酸が数個つながったもの）なので、たんぱく質が不足すると、グルタチオンの合成が低下します。「妊活スープ」にはこれらのアミノ酸が含まれていますので、グルタチオン合成にも有効といえます。

有害ミネラルのデトックスで妊娠できた！

前にも述べたように、必須ミネラルのなかには、有害ミネラルと競合するものがあります。そして、同族元素でなくても競合するものがあります。

鉄は鉛と競合し、亜鉛はカドミウム、セレンは水銀、カドミウムと競合しています。鉄が十分にあれば鉛は減り、亜鉛が十分ならカドミウムが減るのです。

そのためα-リポ酸やグルタチオンだけでなく、鉄や亜鉛、セレンを組み合わせるのが効果的といえます。

亜鉛について、次の患者さんを例に詳しく見ていきましょう。

体外受精4〜5回を行ったものの、妊娠に結びつかなかった42歳の女性のケースです。彼女に「もうほかに方法はないですか?」と聞かれた私は、卵子の状態がよくなかったことから、「では一度、有害ミネラルが体に蓄積していないか調べてみましょうか」と提案しました。検査の結果、予想通り、有害ミネラルがたまっていたのです。

そこで食生活に気をつけてもらいながら、α-リポ酸とグルタチオンのサプリメントをとってもらいました。すると3カ月後には卵子の状態がよくなり、採卵がうまくいきました。その後彼女は妊娠し、無事に当院を卒業されました。

彼女の場合、有害ミネラルが不妊の大きな原因だった可能性が高いと思われます。もちろん有害ミネラルだけが原因ではありません。

ただ、どんな人であっても、有害ミネラルがゼロということはあり得ません。白か黒かという判断ではなく、ほぼ全員がグレーの状態だといっていいでしょう。なかなか結果が出ないという方には、有害ミネラルのデトックスも行うと体の状態が全体的に改善していき、妊娠に結びつくことが多いと感じています。

妊娠に欠かせない亜鉛不足を招く可能性も

実はこの方のケースでは、妊娠に重要な栄養素である亜鉛も不足していました。これも有害ミネラルが影響していた可能性があります。

クリニックの患者さんを調べると、半数以上の方が亜鉛不足です。

亜鉛は妊娠してからも胎児の発育に必要な、とても重要な栄養素です。亜鉛は粘膜をつくる材料になるため、受精卵が着床しやすい、ふかふかの子宮のベッドをつくってくれるだけでなく、妊娠後は赤ちゃんが居心地のいい環境を整えてくれるのです。

亜鉛は胎盤を通して胎児に流れていきます。妊娠28週目以降になると、赤ちゃんは母体から急速に亜鉛を吸収しはじめます。

ところが、日本の妊婦さんの90％は亜鉛不足といわれています。母体が亜鉛欠乏だと、赤ちゃんも亜鉛欠乏になり、低体重、低身長、そして皮膚が弱くなるといった影響が出るといわれています。

さらに、亜鉛の欠乏によって早産のリスクも上がるといわれているのです。

妊娠初期から中期にかけての亜鉛は、赤ちゃんの成長や生命にかかわるため、妊娠してからあわててとるのではなく、妊娠前からしっかりとっておく必要があるのです。

前にも述べたように、亜鉛は精子に多く含まれているため、男性不妊にもかかわっています。自然妊娠でなかなか妊娠に至らないカップルの場合、男性も女性も栄養の問題はもちろん、有害ミネラルの問題を抱えている可能性があります。

クリニックにいらっしゃるご夫婦を見ていて感じるのですが、ご夫婦の場合、当然ながら同じような食事をし、体形も似通っていることが多いのです。

これまでご夫婦ともにミネラル分析の検査をした例がいくつかありますが、ご夫婦とも同じようにかなり蓄積していました。

ただ、女性のほうが蓄積していることが多い印象です。これは私の推測ですが、女性のほうが骨粗鬆症が多いことからもわかるように、骨にたまった有害ミネラルが血中に溶け出しているのではないかと考えられます。また女性が便秘がちなこと、化粧品などの化学物質に曝《さら》される機会が多いことも原因かもしれません。

「妊娠前」こそデトックスを意識しよう

妊娠体質をつくるために、有害ミネラルをデトックスすることが大切だと述べてきました。デトックスをはじめるのは、少しでも早いほうがいいでしょう。つまり、不妊治療をスタートしてからではなく、「妊娠前」から意識をしてほしいのです。

なぜかというと、有害ミネラルは日々排泄されていますが、実は出産も大きなデトックスだからです。

母親の胎盤にたまった有害ミネラルは、出産によって胎盤が娩出《べんしゅつ》されることで体から出ていきます。

ただし、出産で有害ミネラルをデトックスできた、と手放しで喜ぶことはできません。おなかの赤ちゃんは胎盤を通して母親から酸素や栄養をもらっていますから、妊娠中に赤ちゃんに有害ミネラルも移行してしまうことになるわけです。実際、妊娠中、それまで骨に蓄積されていた鉛が放出されると、血中鉛濃度は上昇します。そしてその鉛は胎盤を通過し、胎児組織に濃縮されるという報告もあるのです。

自分は産後デトックスできているのに、赤ちゃんに移行しているとしたら、心配ですよね。だからこそ、ぜひ「妊娠前」からデトックスを心がけていただきたいのです。

最近では、有害ミネラルの害が、アレルギーや発達障害など、さまざまな病気にかかわっているのではないかとして、研究が進んでいます。

有害ミネラルは、大人よりも、まだ中枢神経が発達途上にある小さな子どもほど影響を受けやすいこともわかっています。

有害ミネラルの問題は、妊娠が成立すれば終わりではありません。これから生まれてくる赤ちゃんの健康のためにも、「妊娠前」から有害ミネラルを避ける生活を心がけていただきたいと思います。

5章

妊娠体質をつくる毎日の食べ方

――ママと赤ちゃんの体をつくる栄養素

最新研究でわかった！　妊娠率がアップする食事

この章では、「妊娠体質」をつくるための、普段の食生活のヒントを紹介していきましょう。

おすすめなのは地中海食です。

地中海食の特徴には、以下のようなものがあります。

・植物性食品（野菜、果物、穀物、豆類）が豊富
・加工がされていない。全粒穀物が多い
・油はおもにオリーブオイルを使用している
・赤身肉、加工肉の使用が少ない
・魚の摂取量が多い

地中海食が注目されるようになったきっかけは、アメリカのミネソタ大学のアンセル・キーズ博士が中心になって行った疫学研究でした。日本、アメリカ、フィンランド、オランダ、イタリア、ユーゴスラビア、ギリシャの7カ国で調査したものです。

その研究によると、地中海沿岸では、同じような高脂肪食を食べていても、冠動脈疾患が少ないことがわかったのです。

その後、地中海食で使用されるオリーブオイルには、認知症の発症を防ぐ効果があること、地中海食が生活習慣病のリスクを低下させること、がんや心血管疾患の死亡率が低いこと、肥満を予防する効果などがあることも明らかになっています。

地中海食は、妊娠についてもいい結果をもたらすことがわかっています。

地中海食をスコア化して体外受精の成績を調べた報告では、受精率や良好胚率は変化がなかったものの、着床率、臨床的な妊娠率、生産率（1回の治療あたりで出産できる確率）が向上することがわかりました（＊13）。

また妊娠には、魚から摂取できるEPA、DHAなどの脂質や、調理用オリーブオイルの使用など、質のいい油もかかわっていることがわかっています。

アメリカでも今、プラントベースホールフードという食生活が話題になっています。これは、野菜や果物、穀物、豆類などを精製や加工をしないで丸ごと食べるというものです（＊14）。こちらはあくまでも植物性食品のみを食べる考え方ですが、地中海食に近いのではないでしょうか。

地中海食では、野菜や果物や全粒粉、豆類、オリーブオイルやハーブを摂取する頻度は、ほぼ毎日・毎食です。魚やシーフードの頻度は、少なくとも週2回とされています。それに対して、鶏肉や卵、チーズやヨーグルトなどの乳製品は週に数回、牛肉や豚肉、お菓子などのスイーツは月に数回程度とされています。

この地中海食の特徴を改めて見て、気づくことはないでしょうか。油についてオリーブオイルを使用していることを除くと、どうでしょう？　ほとんど和食に近いと思いませんか。

ですから妊娠を考えたとき、基本的には、和食をベースとしてメニューを組み立てる食生活を送ればOKということです。

ただし、砂糖はできるだけ控えることがポイントです。

和食には、煮物に代表されるように、砂糖を使ったものが多く見られます。しかも、かなり味付けの濃いものもあるため、糖質をとりすぎることになってしまいます。なるべく避けるようにしましょう。

では、普段の食生活ではどんなことに気を付けていけばいいでしょうか。以下、栄養素別に解説していきましょう。

たんぱく質……「何からとるか」が重要

たんぱく質は妊娠するための体の土台をつくる、基本の栄養素です。

体のあらゆるものは、たんぱく質からできています。皮膚や髪の毛、爪、内臓、骨や血管、酵素やホルモンもたんぱく質からつくられます。妊娠に必要な女性ホルモンの材料も、赤ちゃんが育つ子宮の材料も、すべてたんぱく質なのです。

たんぱく質が不足するということは、体の材料不足を意味します。

また、たんぱく質を消化するための消化酵素もたんぱく質でできているため、たんぱく質が足りない人ほど消化吸収が悪い↓だからたんぱく質をとりたくない、という悪循環に陥りやすいのです。

では、たんぱく質が不足すると、どんなことが起こるのでしょうか。

・肌の潤いがなくなる
・骨や歯が弱くなる
・内臓や血管が衰える
・筋肉が衰える
・貧血になる
・細菌やウイルスに感染しやすくなる

今現在、やせ気味の女性のほとんどは、たんぱく質不足だと考えられます。まずは体の土台づくりからはじめていきましょう。

また、たんぱく質はセロトニンやドーパミンといった脳内の神経伝達物質を合成するもととなる栄養素なので、精神の安定にも不可欠です。

新しい命を生み出すための体と心をつくるためにも、妊娠前からたんぱく質はしっかりとっておかなければなりません。

ただし、たんぱく質をどの食材からとるかは考える必要があります。妊娠するために、どんなたんぱく質をどれだけとればいいか、エビデンスなども参考にしながらお話ししていきます。

動物性たんぱく質

動物性たんぱく質をとるなら、赤身肉より魚がおすすめです。2章でお話ししたように、赤身肉にはデメリットもあるためです。

ただし、日本人女性にやせすぎが多いことからもわかるように、妊娠を希望する女性の多くが圧倒的なたんぱく質不足です。

たんぱく質が足りない＝低栄養の女性がむやみに赤身肉を避けてしまうと、たんぱく質不足が加速してしまいます。これでは、妊娠をするための体の土台づくりがうまくいきません。

また、動物性たんぱく質をとっていない人は、やはりコレステロール値が低いのです。

2章でもお話ししたように、コレステロール値が低いとAMH値（卵子がどれくらい残っているかを示す）が低いのです。逆にいうと、コレステロールが高い人は、卵の数も多いということです。

ここ数年の間で、アメリカやブラジルから大規模な統計が報告されており、過度なダイエットをしている人は顕微授精において胚盤胞到達率が悪かったとされています。

では、どうすればいいのでしょうか。

矛盾しているようですが、まずは肉でも魚でも、しっかり動物性たんぱく質をとる食生活が定着させることが先決。その習慣がついたら、今度は「肉よりも魚を意識して食べる」ようにするのがベターです。

ただし、魚を食べる際も注意が必要です。理由はこれまでお話ししてきた有害ミネラルの問題です。

マグロやキンメダイ、メカジキなど水銀濃度が比較的高い魚に関しては、食べすぎないようにしましょう。

一方でサケ、アジの開き、サバ、イワシ、サンマ、タイ、ブリ、カツオ、キハダ、メジマグロなどはとくに注意をする必要はないとされています（＊15）。

大型魚を避けるという意味では、シラス、煮干し、シシャモなどの小魚をとるといいでしょう。

植物性たんぱく質

たんぱく質は、動物性たんぱく質だけでなく、植物性たんぱく質からとるのもおすすめです。

たんぱく質が一番多く含まれる食材といえば、やはり動物性たんぱく質の肉類だと考えている人は多いと思います。実際、100g当たりのたんぱく質含有量を調べると、たしかに肉は約20gと多く含まれています。

ところが意外なことに、植物性たんぱく質である大豆には約15g、ひよこ豆にも9・5g含まれています。

アーモンドも約20g含まれているので、おやつにナッツを食べるのもおすすめです。

キャベツやブロッコリー、小松菜、水菜など、野菜にも植物性たんぱく質は含まれています。ただし野菜に含まれるたんぱく質は非常に少なく、キャベツなら100g当たりたったの1・3g、ブロッコリーでも約4gに過ぎません。

次に、100㎉あたりに含まれる3大栄養素（たんぱく質、脂質、炭水化物）の割合で比較すると、肉類はたんぱく質（約8％）よりも圧倒的に脂質の割合が高い（約86％）のに比べ、豆類はたんぱく質の割合が高い（大豆は約33％）のです。

しかも、たんぱく質含有量が少ないと思われている野菜類も、同様にたんぱく質の割合で見ると小松菜は約35％、ブロッコリーは約40％もあります（＊16）。

こうして見ていくと、たんぱく質といえば肉、という固定観念を見直す必要がありそうです。

では、植物性たんぱく質は何でとるのがいいでしょうか。

おすすめなのは、やはり豆類です。

豆類といっても、大豆以外にも黒豆、インゲン豆、ひよこ豆、レンズ豆、エンドウ豆、枝豆などいろいろな種類があります。豆腐や油揚げ、豆乳などの加工食品や味噌などの発酵食品もあります。調理法も幅広いので、ぜひ毎日の食事に取り入れましょう。

また、植物性たんぱく質は野菜類にも少なからず含まれているので、妊娠につなげるためには、いろいろな種類の食材から意識してとることが重要です。

◯乳製品

健康にいいからとヨーグルトを食べている人、またカルシウムがとれるからと牛乳を飲んでいる人もいるかもしれません。

たしかに、乳製品はたんぱく質がとれますが、とりすぎると炎症を起こすことがあるので注意が必要なのです。

その原因となるのが、乳製品に含まれる「カゼイン」というたんぱく質。これが腸の粘膜を荒らしてしまいます。そしてこのカゼインはインスリン様成長因子（IGF-1）を分泌させます。また乳製品のホエイプロテインは、インスリンを上昇させます。これがオートファジーの働きを抑えてしまうのです。成長期の子どもが牛乳をとるのはいいですが、大人はとるべきではないのかもしれません。

ヨーグルトは乳酸菌やビフィズス菌が豊富に含まれていて、メリットがあるように思われます。ただそれと同時に、腸内を荒らしてしまう炎症の問題が起こる〝諸刃《もろは》の剣《つるぎ》〟なのです。

もう1つ気になるのが、乳製品をとり続ける人は「毎日とり続ける」傾向があること。

毎朝、ヨーグルトを食べている、あるいは牛乳を飲んでいる、食事やおつまみにチーズを食べている人もいるのではないでしょうか。

実は、カゼインには「カソモルフィン」という麻薬様作用があり、毎日のようにカゼインをとり続けていると、さらにとり続けたくなってしまうのです。

その結果、腸の炎症が起きれば、慢性炎症につながり、妊娠を遠ざけてしまうのは、これまでお話ししてきた通りです。

アメリカの研究によると、不妊症の女性で乳製品由来のたんぱく質を摂取している量が多いほど、胞状卵胞数（月経3日目ごろに卵巣にある胞状卵胞を検査します）が少なくなっていたという報告もあります（＊17）。

これは、乳脂肪に含まれるステロイドホルモンが関係しているのではないかと推測されています。

乳製品を摂取することによる妊娠への影響は、議論が続いているところですが、乳製品をとりすぎると、体外受精の成績にもあまりいい影響をもたらさないようです。

乳製品はできる限り避け、たまに口にする程度にしましょう。

脂質……いい油、避けるべき油とは

「脂肪は高カロリーだから太る」
「脂肪はできるだけカットすべきもの」
「脂肪は病気の原因になる」

こういった印象から、低脂肪の食品を選ぶようにしている人もいるかもしれません。しかし、実は脂質ほど誤解されている栄養素はありません。脂肪酸の種類によっては、むしろ、妊娠の強い味方になってくれるのです。

脂質は、糖質とともに私たちが活動するためのエネルギーを供給する、大事な栄養素です。

貯蔵細胞としての役割や、細胞膜を構成する働き、体の機能や生理作用を一定に保つといった働きがあります。

ちなみにコレステロールも脂質の一種です。

先ほどコレステロールと妊娠の関係について触れたように、コレステロール値が低いとAMHの値も低いことがわかっています。つまり、妊娠前からコレステロールをある程度高くしておくことが必要なのです。

ただし、脂質ならなんでもいいわけではありません。質のいい油をとっておくことが重要です。

脂質の主成分は脂肪酸です。脂肪酸には大きく分けて、バターや肉など動物性食品に多く含まれる飽和脂肪酸と、おもに植物性の油に含まれる不飽和脂肪酸があります。

さらに不飽和脂肪酸は、一価不飽和脂肪酸と多価不飽和脂肪酸に分かれます。体内には20種類くらいの脂肪酸があり、食べ物からもつくられているほか、人体のなかでも合成されています。

そして油にも、積極的にとってほしい油と、避けてほしい油があります。

避けてほしい油の筆頭に挙げられるのが、トランス脂肪酸。アメリカでは、トランス脂肪酸は排卵障害をはじめ、受精や胚の発達の障害になるという報告もあります。

トランス脂肪酸はマーガリンやドレッシングのほか、スナック類やパン、ファストフードなどで使われているショートニングをはじめ、ありとあらゆる加工食品に多く含まれています。

欧米ではトランス脂肪酸のリスクが指摘され、規制がはじまっていますが、日本ではまだ何の規制もされていないのが実情です。ただ、食品業界や外食業界の一部では、自主的にトランス脂肪酸の使用を控える動きも出はじめています。

あわせて避けてほしいのが、揚げ物です。カロリーが高いから、ではなく、高温で揚げると油は酸化してしまい、体内の酸化、つまり老化を促進してしまうからです。

体内の酸化は、卵子の酸化にもつながります。

◯オメガ3系脂肪酸（DHA、EPA）

不飽和脂肪酸のなかでも、多価不飽和脂肪酸は必須脂肪酸であり、体内で合成することができないので、食べ物などからとるしかありません。

美容や健康に関心が高い人なら、オメガ6系やオメガ3系という言葉を聞いたことがあるのではないでしょうか。このオメガ6系やオメガ3系の脂肪酸が、多価不飽和脂肪酸です。

オメガ6系の油には、紅花油、コーン油、ヒマワリ油、綿実油、大豆油、ゴマ油などがあります。私たちが調理で使うほとんどの油がこちらで、リノール酸が多く含まれています。

オメガ6系も必須脂肪酸ですが、現代人の食生活ではとりすぎている傾向があります。普通の食生活を送っているだけで、オメガ6系の脂肪酸は十分に摂取できているので、むしろ過剰摂取しない心がけが必要です。

一方、積極的にとってほしいのがオメガ3系の脂肪酸です。

オメガ3系には、DHA、EPA、α-リノレン酸が多く含まれています。具体的には、亜麻仁《あまに》油、エゴマ油（シソ油）、魚油などがあります。

私たちの食生活では、圧倒的にオメガ3系が不足しているため、積極的にとる必要があります。

なかでもDHA、EPAのメリットはたくさんあります。

例えば、DHAのサプリメントを妊娠中にとっていると、生まれてくる子の注意欠如・多動症が減少したり、子どもが病気にかかりにくい、子どもの知能が高いというデータがあります。

DHA、EPAは魚の脂に多く含まれることで知られていますね。よく「魚を食べると頭がよくなる」といわれ、そんな歌もありますが、これはあながち嘘ではないのです。

妊娠に関しても、嬉しい効果があります。

血中のDHA、EPAの濃度が高いと、体外受精の成功率も高いことがわかっていて、とくにEPAの濃度が高いと、体外受精の成功率が高いことが報告されているのです。

毎日の食生活でもオメガ3系の脂肪酸、とくにDHA、EPAを多く含んでいる青魚（サバ、イワシ、サンマなど）をとるといいでしょう。

炭水化物……種類によってとり方を変える

たんぱく質、脂質、炭水化物の3つを三大栄養素といいます。三大栄養素と呼ばれるくらいですから、私たち人間の生命維持や身体活動などに欠かせない栄養素であり、エネルギー源です。

このうち、炭水化物は、

・糖質……体内で消化・吸収されて血液中のブドウ糖（血糖）となり、エネルギーとして利用される

・食物繊維……体内で消化されにくく、エネルギー源にならない。血糖値の上昇を抑えたり、腸内環境を整える

の2種類があります。「炭水化物－食物繊維」が糖質、と考えるとわかりやすいでしょう。

以下、糖質と食物繊維に分けて、説明していきましょう。

糖質…すべてを「制限」するより「とらないもの」を決める

糖質制限についてこれまでも触れてきましたが、この大事なエネルギー源である糖質を完全にゼロにするような厳しいやり方はおすすめしません。

糖質制限では、糖質が血糖値を上昇させるため、それを控えればインスリンの分泌も抑

えられると考えられています。

ところが糖質を極端に制限した生活を続けてしまうと、弊害が出てきます。厳しい糖質制限をしていた人が久しぶりに糖質が多い食事をとると、それに反応してフラフラとめまいがしたり、気持ちが悪くなったりしてしまうのです。なかには、急激に体重が増えてしまう人もいます。

なぜ、このようなことが起こってしまうのでしょうか。

実は、厳しい糖質制限を続けていると、やがてインスリンを分泌する細胞が萎縮し、あまりインスリンを出せなくなってしまうのです。その結果、高くなった血糖値を下げる能力がなくなってしまい、急に高血糖になってしまうというわけです。

さらにいうと、糖質制限をしてやせている人のなかには、脂肪肝がある人が多いのです。クリニックの患者さんでも、体形はほっそりしているのに脂肪肝の人がかなりいらっしゃいます。

体重が増えたら脂肪肝かもしれないと疑うことはできるのですが、体重も増えていないのに、血液検査で肝機能を調べたら脂肪肝になっていた――こんな〝隠れ脂肪肝〟が増えているのです。

たしかに、糖質制限をすると、体重減少に即効性があります。しかし長期間行うと、デメリットも多いのではないかと私は考えています。

糖質制限をして短期間で体重が減少して喜んでいたら、しばらくしてリバウンドしてしまったという声もよく聞きます。もとの体重に戻るならまだしも、前よりも太ってしまう場合もあります。これは、厳しい糖質制限によって逆に高血糖の状態になってしまったためでしょう。

糖質制限には、優れた点がたくさんあることはたしかです。ただし、糖質を40%以下にすると、将来的には死亡率が急上昇するデータも、世界的な医学雑誌『ランセット』に掲載されています。

とにかく加工された糖質を避けることが大切です。また、コンビニで売られている糖質制限を謳《うた》った加工品は好んで食べるべきものではありません。

◯米

お米についてはこれまでお話ししてきたように、カドミウムやヒ素など、有害ミネラルの問題があります。

とくに気をつけたいのが玄米です。

体にいいからと玄米を食べている人も多いと思いますが、お話ししたように、玄米の薄皮にはカドミウムが含まれていることがあります。また、ぬかの部分には無機ヒ素が含まれていることがあります。無機ヒ素については、玄米を白米に替え、お米をよく研いでぬかを落とすことである程度減らせる可能性があります。

ただ、ぬかの部分に豊富な栄養が含まれているからこそ、白米よりも玄米を選んで食べている人が多いのだと思います。農林水産省では、お米に含まれるカドミウムとヒ素の量をともに減らすことができる稲の栽培方法の調査・研究を進めているようです。

しかし、有害ミネラルのことを考えると、少なくとも妊娠を希望している間は、白米をよく研いで食べるようにすることをおすすめします。玄米を食べていて、気になる方は、一度有害ミネラルの蓄積がないか調べてみてもいいかもしれません。

◎小麦製品

小麦製品で問題なのは、グルテンというたんぱく質が含まれていることです。

グルテンを含む小麦製品は、私たちの食卓に並ぶものばかり。パンやパスタ、ラーメン、うどんなどの麺類、パンケーキやドーナツ、クッキーなどのスイーツ類、餃子の皮、カレーのルー、シリアル、お好み焼き、揚げ物の衣など、数え上げたらきりがないほどです。

なぜグルテンがいけないのか——ひと言でいうと、グルテンが体内に入ると、腸の粘膜を荒らしてしまうためです。つまり、腸が炎症を起こしてしまうのです。

腸の粘膜が荒れてしまうと、食べ物は未消化のまま吸収されてしまいます。それに加えて腸管の細胞の隙間からも、毒素や細菌が侵入しやすくなり、結果として全身の炎症を引き起こしてしまいます。

慢性炎症が妊娠に悪影響を及ぼすことについては、これまでお話ししてきた通りです。

そのほかにも、小麦製品をとることで全身に不調が生じる場合が少なくありません。

下痢や便秘を繰り返す腸の不調だけでなく、常に疲れている、頭痛がある、アトピーや花粉症などのアレルギーがある、集中力がない、イライラすることが多いなどの症状があったら、もしかするとグルテン不耐症かもしれません。

最近では日本のスーパーでもグルテンを除去したグルテンフリー食材が売られるようになりましたので、小麦製品を避けるとともに、こうした食材を使うのも1つの方法です。

炎症の原因をつくらないために、先ほど述べた乳製品（カゼイン）とともに、小麦製品（グルテン）も、できるだけ控えるようにしてください。

精製された糖質、砂糖、加工飲料など

精製された糖質、砂糖、加工飲料なども、血糖値を急激に上げてしまうので避けてほしい食材です。

精製された糖質とは、白米やパン、パスタ、ラーメン、うどんなどを指します。わかりやすくいえば、「白い食材」です。砂糖そのものもそうです。

前項のグルテンを含む食材とも、かなり重複していることがわかりますね。

一般的な小麦は精製された糖質ですが、全粒粉のものは未精製となります。ただし、一般に売られている全粒粉パンと称されているものは、全粒粉入りとしか書かれていないことも多いので、注意が必要です。

清涼飲料水などの加工飲料も、大量の糖分が含まれています。清涼飲料水の成分表を見ると、ほとんどに「果糖ブドウ糖液糖」と書かれています。砂糖よりも甘味が強く、砂糖よりも安価なため、あらゆる食品に幅広く使われています。

ガムシロップの原材料はまさにこれです。ガムシロップを入れた飲み物を飲んだことがあれば、砂糖よりも明らかに甘いことがわかるでしょう。

果糖といっても、果物そのものに含まれる糖分ではありません。「果糖ブドウ糖液糖」は、異性化糖といって、とうもろこしやさつまいもなどのでんぷんからつくられるブドウ糖（グルコース）と、果糖（フルクトース）を主成分とした液体の甘味料です。

精製された糖質は、体内に吸収されるのが早いので、それだけ血糖値も上がりやすくなりますが、甘い飲料はなおさらです。飲み物は食べ物よりも一度に多くの糖分がすばやく体内に入るため、吸収も早く、肥満につながりやすいのです。子どもたちがよく飲む、甘い炭酸飲料をやめさせただけで肥満が減ったという報告も多くあります。

ちなみに、人工甘味料も同様です。カロリーや肥満を気にして人工甘味料を使用した食品や飲み物を選ぶ人もいるかもしれませんが、人工甘味料で肥満が進んだという報告もあるくらいです。

人工甘味料をとることで、脳が本来の甘味を欲し、よけいに糖質の高いものや甘いものをとるようになってしまう可能性も指摘されています。

ここで挙げたような食品は、急激に血糖値を上げ、インスリンが過剰に分泌されてしまうものばかりです。

インスリンの分泌が続けば、インスリンの効きが悪くなる（＝インスリン抵抗性）をつくり、炎症を引き起こすもとになります。

そこで私がすすめているのが和食です。ただし、前にも述べたように、和食でも砂糖を使った甘い煮物などは避けてくださいね。

食物繊維…腸を整えるために欠かせない

「腸活」に欠かせないのが、みなさんもよくご存じの食物繊維です。

デトックスのためには食物繊維が不可欠です。しっかりとりましょう。

食物繊維は腸内細菌のエサになるので、腸内環境を整えるのに役立ちます。ただ、スムーズなお通じには食物繊維が欠かせないことはわかっているのに、日本人の食物繊維の摂取量は圧倒的に不足しています。

先ほども述べたように、糖質と食物繊維を合わせたものが炭水化物となりますが、糖質と違って食物繊維は血糖値を上げません。

食物繊維は、肝臓からのグルコース（ブドウ糖）の放出を抑える作用があるため、インスリンの分泌も抑制されます。

炭水化物そのものは悪いものばかりではありません。しかし、加工したり冷凍したりすることによって食物繊維が失われてしまった炭水化物は、血糖値が上がりやすく、インスリンが過剰に分泌され、インスリン抵抗性を増加させてしまいます。

よく、糖質制限をしていると便秘になるという声を聞きますが、これも原因は食物繊維不足です。

実際、糖質制限をするとお通じの量がかなり減ってしまいます。〝糖質制限〟をしているつもりが、知らぬ間に〝炭水化物制限〟になってしまっているためでしょう。糖質だけでなく食物繊維の摂取量が少なくなることで、便のカサが少なくなり、便秘になってしまうのです。

糖質制限をする場合は、意識的に野菜などの食物繊維をとるようにしましょう。

◎きのこ、海藻類

食物繊維には、水に溶けない「不溶性食物繊維」と水に溶ける「水溶性食物繊維」があります。より多く含まれている食材を紹介します。

・不溶性食物繊維を多く含む食べ物

白米、キャベツ・レタスなどの葉物野菜、さつまいも、ごぼう、大豆、アーモンド、こんにゃく（市販のもの）、きのこ類

・水溶性食物繊維を多く含む食べ物

昆布・ワカメ・もずく・寒天などの海藻類、さといも、リンゴ、みかん、大麦、オーツ麦

不溶性食物繊維は、水分を含むと膨れ上がり、便の量を増やし、腸を刺激してその運動を促進する働きがあります。

水溶性食物繊維は、水に溶けるとねっとりした形状になって腸内をゆっくり移動するため、栄養素の吸収速度をゆるやかにし、血糖値を上がりにくくしたりする作用があります。

どちらの食物繊維もバランスよくとっていただきたいのですが、不溶性食物繊維をとりすぎると、便秘のタイプによっては、ころころと固い便になり、余計に苦しくなる場合があるので、注意しましょう。

今、注目すべきは水溶性食物繊維のほうです。

腸内細菌のエサになるのは、水溶性のほう。大腸でビフィズス菌など善玉菌のエサになります。善玉菌のエサとなって分解されると、酪酸《らくさん》、酢酸《さくさん》などの短鎖《たんさ》脂肪酸に変化します。これらの短鎖脂肪酸は、大腸のエネルギーになり、肥満の予防、腸の粘膜の修復、体内の炎症抑制などの働きをしてくれます。

水溶性食物繊維が豊富に含まれている野菜や果物、海藻類を、ぜひ積極的にとってください。

ちなみに、私のここ最近のブームは、なんといってもところてんです。毎日おやつ代わりに食べています。家の棚には100杯以上のところてんのストックがあります。ところてんを食べるようになってから、お通じの量が3倍くらいに増えました。

ところてんも寒天も、原料は同じ天草という海藻です。寒天ゼリーなどもおすすめです。小腹がすいたときのスイーツの代わりなどに食べてもいいでしょう。

◎果物

果物に豊富なビタミンCは、抗酸化栄養素として役立ちます。

ビタミンCは、ビタミンEと並んで抗酸化作用がとても強く、ストレスや老化から体を守ってくれます。細胞が酸化する（サビる）と、老化や炎症を招きます。

卵子も例外ではなく、酸化することで老化が促進されます。

酸化を引き起こしているのが活性酸素です。活性酸素はもともと、細菌やウイルスから体を守るために発生しますが、増えすぎることで細胞を傷つけてしまうのです。

私たちは生きている限り、活性酸素を発生させ続けますが、一方で過剰に発生すれば、私たち自身を傷つけてしまうというわけです。

活性酸素は、糖質の多い食事、ストレス、アルコールの摂取、喫煙、激しい運動や紫外線などによって発生が促されます。

その活性酸素を消去してくれる働きがあるのが、ビタミンCです。

卵子のサビを防ぐためには、これらの活性酸素を発生させる要因をできるだけ避け、ビタミンCなど抗酸化作用の高い栄養素をたっぷり補給する必要があります。

体外受精において、ビタミンCをとると妊娠率が上がるという明確なデータは今のところありません。ただ、体外受精の培養液に抗酸化剤を入れると受精卵の発育がよくなるというデータもあることから、妊娠においても抗酸化栄養素は役立つと考えられます。

私がおすすめする果物の食べ方は、ジュースなどではなく、丸ごととること。

例えば、ビタミンCの錠剤だけをとればビタミンCは摂取できますが、果物を丸ごと食べれば、食物繊維をはじめ、ビタミンC以外の栄養素をとることができるでしょう。「ホールフード」といわれるように、素材のもっているものをすべて、皮までいただくことで、余すところなくその栄養をとることができるのです。

ただ、そうなるとこのあとお話しするような残留農薬や化学肥料が気になるところです。その場合は、無農薬・低農薬のものを選ぶなどして、取り入れてみてください。リンゴやブドウなど、皮つきのままでも食べやすいものからとってみましょう。

栄養がいっぱい詰まっている部分を捨ててしまうのはもったいない、ということを私たちは再び理解する必要があります。

果物は甘いものが多いので、糖質のとりすぎになるのでは、と気になる人もいるでしょょう。たしかに、果物に含まれる果糖はグルコース（ブドウ糖）よりも脂肪肝をつくりやすく、インスリン抵抗性が増してしまうことがあります。

一方で果物には、先ほどお話ししたように食物繊維などが含まれています。

矛盾しているようですが、果物も食べすぎれば肥満につながってしまうので、「果物は適切な量を適切なタイミングでとる」ことが重要です。

ポイントは、血糖値が上がりにくい食後に、少量とること。ベストタイミングは朝食後、量は片方の手のひらに収まる程度です。

なお、最近の果物は糖度が高くなっているので、甘すぎる果物は避けるか、ごく少量にしましょう。

農薬、添加物の少ない食材を選ぶ

有害ミネラルの問題を考えると、食材選びも大切になってきます。

実は、日本は農薬大国だということを知っていますか。

主要国の農薬使用量（1ヘクタール当たりの農業用の農薬使用量）を比較してみると、1位は中国、2位は韓国、そして3位が日本と、トップクラスなのです。なんとなくイメージでヘリコプターで農薬をたくさんまいていそうな（失礼！）アメリカは実は8位。日本はアメリカの約5倍もの農薬を使用しているのです。

日本は病害虫の発生しやすい温暖多雨な気候ということもありますが、それに加えて単位面積が小さいため、マニュアルに沿って農薬をまいていると、どうしても大量の農薬を使ってしまうことになるのでしょう。

日本でよく使われている農薬のなかで、ネオニコチノイドというものがあります。日本で販売されているペットボトルの緑茶9種類から、ネオニコチノイドが検出されたという報告もあります。

このネオニコチノイドによる不妊への影響も指摘されはじめています。ウズラにかなり低濃度のネオニコチノイドを少量、6週間投与したところ、精巣内のDNAが壊れ、たくさんの細胞が死んでいることがわかりました。卵巣内の細胞も同じような状態でした。ネオニコチノイドの投与で、活性酸素が発生し、生殖細胞がダメージを受けたと考えられます（＊18）。

先に日本人女性に「やせ」が多いという話をしました。これは、妊娠中の過度な体重コントロールが原因となっているだけでなく、農薬によって腸内フローラが乱れているせいではないかと指摘する声もあります。

さらにネオニコチノイドを妊娠中のマウスに投与すると、1時間で胎児に移行していました。また妊娠中だけでなく、産後も母乳を通して移行し、脳にも蓄積されることがわかっています。これが、子どもの発達障害の原因になるのではないか、と考えている研究者もいるのです。

農薬が心配だからオーガニックのものを選ぼうという人もいるかもしれません。ひと昔前に比べて、「オーガニック野菜」もよく見かけるようになりましたし、自然食品のスーパーやお店も増えてきました。

ところが実際は、日本のオーガニック市場はわずか0・2％程度だとされています。ちなみにフランスでは35％程度。少し価格は高くても、安全なものを選ぼうという意識が強いのでしょう。

残念ながら日本ではまだ、見た目がきれいなものや品質改良された甘みが強いものなど、ブランドを優先して選んでしまう傾向があります。

加えて、「オーガニック」「有機栽培」という言葉の定義もあいまいに使われているようです。

私たちはオーガニックや有機栽培というだけで「何となく体によさそう」と思ってしまいますが、有機JAS規格による適合認証を受けた事業者でないと、「有機JASマーク」が付けられ、「有機」や「オーガニック」の言葉を使うことはできないのです。

ただ、有機栽培ならなんでもいいかというと、そうでもなく、有機栽培で使われている堆肥は動物性（動物の糞尿）のものと植物性のものがあり、動物性のものには害虫がつきやすいなどの問題もあります。

また有機栽培だからといって、すべての農薬が禁止されているわけではありません。そのため、有機栽培よりも「無農薬栽培」のほうが安全だと思いがちですが、これも誤解です。

有機栽培は、お話ししたように検査に合格しないと表示できないのに対し、「無農薬」はこのような検査がありません。本当に無農薬で栽培したとしても、化学肥料は使用している可能性もあります。

これに対して「自然栽培」や「自然農法」といわれているものは、基本的に農薬や肥料を使わずに自然の力で栽培しているものです。明確な定義はありませんが、それだけに土地から改良する必要があるなど、大変な労力が必要で、最初の数年はまったく収穫がないということもあるのです。世界ではじめて、農薬も肥料も使わないでリンゴ栽培に成功した、木村秋則さんの『奇跡のリンゴ』という本は、映画化もされ話題になりましたね。

少し難しい農業の話が続きましたが、実際にいいものを食べようとすると、どうしても価格は高くなってしまいます。

食事のすべてをオーガニックにする必要はありませんが、可能な限り農薬が少ないものを選べば、体にとってもいいですし、食べ物そのものから得られる効果も高いのです。

とくにこれから赤ちゃんを授かろうという方は、少しだけ敏感になっていただきたいと思います。

有害ミネラルがおなかの赤ちゃんに移行する可能性をお話ししましたが、農薬も同じで、マウスだけでなく、人間の赤ちゃんに移行しているというデータも出てきています。

3章で紹介している「妊活スープ」の材料も、抗生剤などを使っていないものが望ましいでしょう。海外では禁止されているものでも、日本では使用が緩和されている場合が多いのが実情です。栄養面から、そして農薬や添加物の面から、食材を選ぶことを心がけていただきたいと思います。

ここまでの話をまとめましょう。農薬を避けるには、

・自然栽培、無農薬のものを選ぶ
・残留農薬の汚染が少ない食材を選ぶ
・形が整っていたり色のきれいな野菜や果物、ハウス栽培のものなど、見た目を優先して選ばない

などが挙げられます。

こういった有害食品を5日間食べないことで、農薬の蓄積量は半分になり、30日間食べないとほとんどが尿中から検出されなくなることがわかっています。

完全に実践することは難しいとしても、妊娠を考えている女性とパートナーの男性は妊娠前から意識することで変わってきます。そして、妊娠中や出産後もこのような食材を選ぶことで、赤ちゃんへのリスクを最小限にできるでしょう。

6章

妊娠・出産とライフプラン

——自分の人生を生きるために

寿命は延びた。「出産適齢期」は延ばせる？

1章でも述べたように、私たちの寿命が延びて、「人生100年時代」といわれるようになりました。これからは、今よりもっと長く仕事を続ける人も増えてくるでしょう。なかには「80歳を過ぎても働く必要がある」という試算もあるほどです。80歳まで働かなければいけないというより、自分の存在価値を感じながらいきいきと働ける時代がくるのです。

しかし、寿命が延びたからといって、生殖年齢も延びるかというとそうではありません。女性が妊娠する力（妊孕力）まで延びるわけではないのです。

年齢が上がっていくにつれて、妊娠力が低下していく事実は変わらないため、いくら寿命が延びても、残念ながら「出産適齢期」まで延ばすことは難しいのが現状です。

20〜24歳の女性の妊孕力を100とすると、35〜39歳ではその数値は65に、40〜44歳では40弱に、45〜49歳では約5にまで落ちてしまいます。

女性の年齢と妊娠力の関係

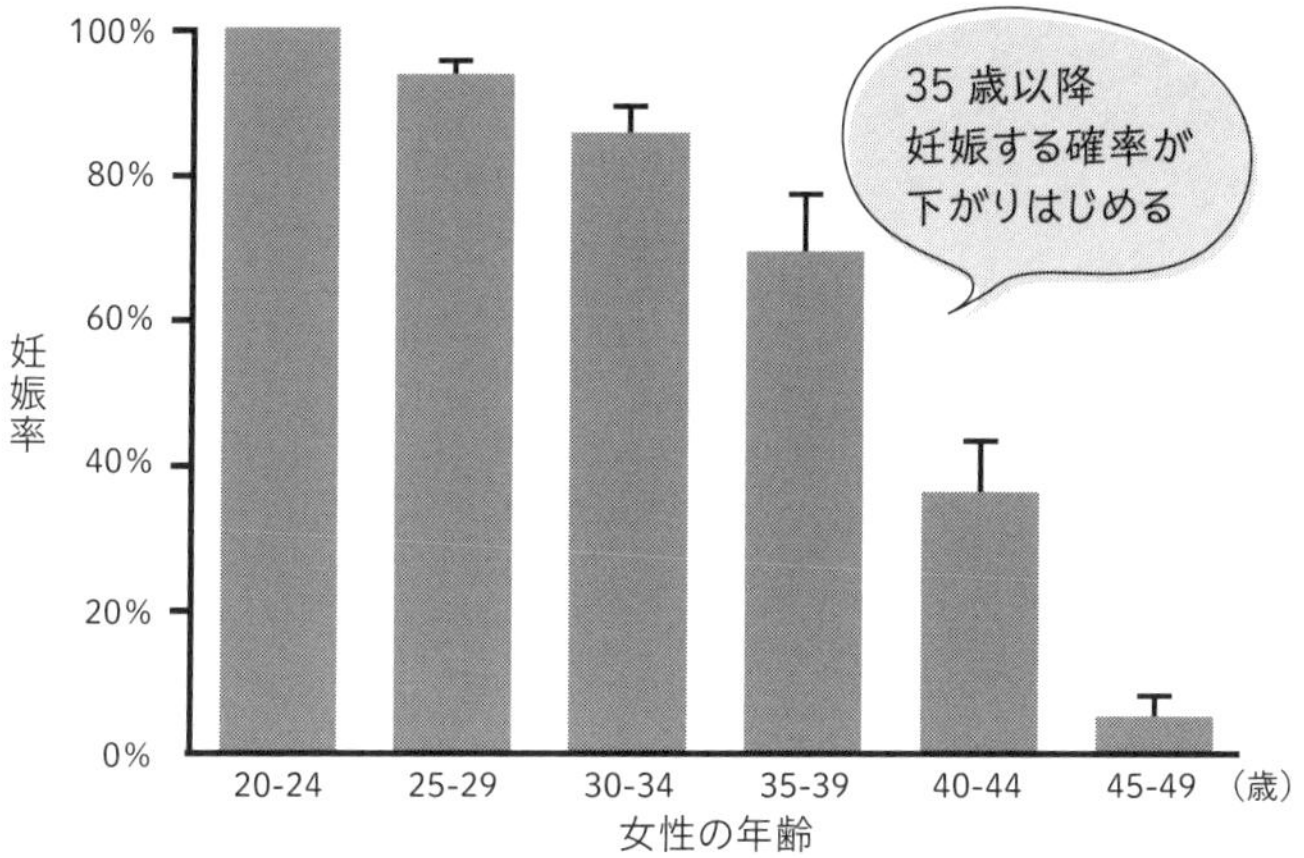

日本生殖医学会ホームページ「女性の年齢による妊娠力の変化」を改変

私自身、不妊治療の現場でそれを実感しています。

体外受精の場合、出産に辿り着ける率は、32歳まではほぼ横ばいです。ところが、38歳くらいからその割合が下がりはじめ、40歳では9・3％に、44歳では1・8％になります。40歳を超えてからの生殖補助医療での出産は、かなり厳しくなるのです。

残念ながら、流産率も年齢とともに上がります。

流産は母体の年齢にかかわらず一定の確率で起こるもので、33歳ぐらいまでは15～19％程度あります。ところが37歳以降に急激に上昇し、40歳では33・6％、43歳では約半数の49・3％にもなります。

菅政権になってから、不妊治療を支援するため、不妊治療の助成金が増え、1回目30万円、2回目以降15万円だった助成額が、2回目以降も30万円に引き上げられました。2人目以降の支援もしようと、最大6回までとしていた助成の回数は、〝子ども1人につき〟最大6回まで（40歳以上43歳未満は3回）となりました。

ただし、女性の対象年齢は「43歳未満」のままで、変更されませんでした。

この「43歳未満」という年齢設定の背景には、データにある通り、43歳以降になると妊娠率が下がってくることがあると思います。

つまり、お金を貯めてから不妊治療をしようと先延ばしするのではなく、国が経済的に支援するから、妊娠の確率が高いうちに、なるべく早く妊娠・出産してほしい、ということなのでしょう。

女性の社会進出と妊娠・出産

晩婚化が進み、30代に入ってから結婚する人は増え続けています。このような状況で、30代から40代までの約10年間で、パートナーを見つけ、いつ子どもを産むのか、キャリアをどう重ねていくのかを考えるのは、とても難しい問題です。人生のなかでこんな重要なことを決めて実行していくのには、10年では短すぎるように思います。

女性がこのような難しい問題に直面するようになったのには、ここ数十年の社会的な変化の影響が大きいといえます。

私が高校1年生の頃、友人と2人、病院に入院していた中学時代の同級生の女の子のお見舞いに行ったときのことです。彼女のお母さんから別れ際に「今日はありがとう」といわれたあと、「男の子は、本当にこれから大変ね」といわれました。

お見舞いのあと、彼女はほどなくして亡くなりました。高校1年生の若さでした。あとで知ったのですが、スキルス胃がんでした。快活で聡明で、とてもきれいな子でした。これからどんな素敵な人生が待っていたのかと思うと、無念な気持ちでいっぱいになりました。

そして、そのときのお母さんの言葉が、ずっと頭に残っていました。

私は中学までは男女共学で、当時「男だから、女だから」といった認識はあまりなかったのですが、気づけば高校、浪人時代、医学部、医局と男性中心の社会で生活していました。私は妹が2人いることもあって中学時代から、どちらかといえば女の子と接するのに違和感がないタイプでしたので、逆に男性ばかりの集団で居心地の悪さを感じていることもありました。

しかし私が大学の頃、男女雇用機会均等法が制定され、法律の上では、女性にも同じチャンスが与えられるようになりました。同級生の女性たちはそれぞれの小さな社会、旧態依然の男性社会で1人がんばってきたのだろうなあと思います。そのなかでお付き合いや結婚、妊娠を先延ばしにしてきた方も多いことでしょう。

私は、40歳以上の団塊ジュニア世代の患者さんが、「なかなか妊娠に至らない」と打ち明けられるとき、そんな1人ひとりのヒストリーのなか、がんばってこられたのだろうなあと感じています。

ただ、今の医療では、妊娠に〝年齢の壁〟があることも事実です。そこで、クリニックのある福岡市と組んで、ある取り組みをはじめました。

それが、女性が30歳になったら、全員にクーポンを配布し、AMH検査で卵子の量を調べることができるようにしようというものです。

こうした取り組みが全国に広がっていき、多くの女性が、仕事だけでなく、妊娠・出産も含めた自分のライフプランをどうするかを考えるきっかけを持てればと思っています。

「新しい家族の形」を後押しする流れも

「子どもを持つ」ということについて、近年では不妊治療など技術的なサポートだけでなく、法律面でも変化の兆しが見られます。

例えば、夫婦以外の第三者から提供を受けた精子や卵子で不妊治療を行って出産した場合、これまでは親子関係が認められませんでした。それが２０２０年12月、親子関係を認める民法特例法が成立したのです。

これにより、卵子を提供した女性（遺伝的な母親）ではなく、出産した女性が民法上の母親であること、また夫の同意の上で妻が精子提供を受けて出産した場合、遺伝的なつながりはなくとも、同意した夫が父親であることは否認できないことになりました。

今後、日本でどこまで生殖補助医療を認めるのか、子どもが出自を知る権利はどうなるのかなど、まだ解決していない問題はあるのですが、確実に一歩を踏み出したことになります。

不妊治療の技術の進歩とともに、助成金などの金銭的な支援、法整備などが進んでいけば、より多くの人が赤ちゃんと出会えるようになっていくのではないでしょうか。


一方で、現在「卵子凍結」も可能になってきています。

卵子凍結とは、将来の妊娠に備えて事前に質のいい卵子を採取し、凍結保存しておくことです。

現在、なんらかの病気の治療をしていて、将来の妊娠が難しい女性が行うだけではありません。最近では、仕事が多忙で今のところ妊娠をする予定がない女性や、今現在パートナーがいない女性も卵子凍結を検討するようになってきています。

今までは、卵子凍結の保管のコスト、若いときに金銭的な負担をしなければならないことが問題で、なかなか現実化していませんでしたが、会社の福利厚生に卵子凍結保存サービスを導入しようとする企業も出はじめました。私たちも現在この企業とタイアップして、多くの方が少ない負担で、多様なキャリアを築いたり社会進出するサポートにかかわりたいと考えています。

再生医療が不妊治療を変える!?

もう1つの流れとして、今、不妊治療で注目されているのが「再生医療」です。

再生医療とは、病気や事故などによって失われてしまった体の組織を再生すること。そのカギとなるのが、幹《かん》細胞です。

再生医療とかかわりのある幹細胞に、iPS細胞(人工多能性幹細胞)があります。iPS細胞の研究によって、2012年京都大学の山中伸弥教授がノーベル生理学・医学賞を受賞したのは、記憶に新しいですね。

幹細胞とは、わかりやすくいえば細胞の親玉のようなもの。幹細胞には2つの能力があります。

1つは自己複製能といって、細胞分裂をして、自分と同じ能力をもった細胞に分裂することができるものです。

もう1つは多分化能といって、血液細胞や筋肉細胞、軟骨細胞や神経細胞など、私たちの体をつくるさまざまな細胞に変化する能力です。つまり幹細胞は、自分と同じ細胞だけではなく、違う細胞もつくり出せるのです。

だからこそ、これまで治療することができなかった病気や症状を治すことが期待されているというわけです。

実はこの幹細胞は、脂肪、胎盤に豊富に存在しています。

不妊治療においても、この幹細胞を使った試みがはじまっています。

現在私は、福岡大学と共同で臨床研究を行っています。厚生労働省の認可を取った、日本で唯一の産婦人科領域の研究です。

その中身がどんなものかというと、自分の脂肪細胞から培養した幹細胞を取り出して、子宮内膜に移植をすることで、受精卵の着床率を上げようという試みです。ちなみに脂肪細胞は、お尻の脂肪から採取します。

脂肪幹細胞を子宮内膜に移植することで、子宮内膜が厚くなります。それにより、受精卵が着床しやすい状態の子宮にできるのではないかと期待されているのです。

ほかにも、高齢の人の卵子でも妊娠を可能にするという研究（卵巣にも幹細胞が存在するというマウスでの研究）もあり、今の不妊治療の年齢的な限界を超える可能性があるのではないかと期待しています。

また、これまで述べてきたように、「妊活スープ断食」を行うことには、オートファジー機能を働かせ、卵子の老化を防ぐ可能性があります。今後はこのオートファジーに関連したサプリメントなども開発されていくのではないでしょうか。

自ら実感した食事の重要性

私は、これまでがんばってこられた女性の不妊治療や育児、社会進出のお手伝いをしたいとずっと考えてきました。

その新しい取り組みの1つとして、私のクリニックでは、2021年4月から、福岡市産後ケア事業に参加することになりました。

私たちは、当院の患者さんやスタッフ、近隣の方のお子さんを預かり、楽しいイベントを通してサポートする「キッズフォレスト」という幼児教育施設を運営しています。この施設を通して、福岡市の産後ケア事業をはじめることにしました。最新の栄養学情報に基づいた、安全な食事を提供しながら、経験ある助産師、保育士とともに出産後の女性とお子さんをサポートする事業です。

こうした活動のもとになっているのが、栄養セラピー（分子整合栄養療法）です。

私は、高校からずっと1人暮らしで、食にはまったくこだわってきませんでした。忙しかった研修医時代も、何か口に入れられたらいいほうで、コンビニに頼っていました。国立病院では、急性期の周産期センターで油断できない出産と、末期の婦人科がんの患者さんを同時に診ていました。当然食事どころではなく、急にソワソワする気持ちに何度なったことでしょう。

今は出産を扱わなくなり、生殖医療を行うようになったため、夜も寝られるし、東京まで学会に行くこともできるようになりました。産科でがんばっている先生には本当に頭が下がります。

今でこそ、患者さんに食事についていろいろとお話しできるようになりましたが、こんな自分だったからこそ、食生活の改善で世界が変わることを実感しています。

最新の情報を集め、自らの体を実験台にして、簡単なものからやや極端な方法まで、いろいろなことを試してきました。スタッフに心配をかけることもありました。今回の骨折も、大変勉強になりました。でもだからこそ、みなさんの不調の原因もよくわかるようになってきたのです。

ただし、栄養の改善のスピードは少しずつです。食事は分度器みたいなものです。最初はほんの少ししか違わなくても、将来は大きな違いが出ます。

とはいえ、繰り返しになりますが、体づくりを優先して不妊治療を後回しにするのは禁物。不妊治療しながら、少しずつ生活と食事とストレスを改善させるのがベストです。

多くの方を自然に巻き込むのが理想ですが、無理強いしないことが大切です。でも、ご主人はぜひ巻き込みたいですね。多くのご夫婦を見ると、やっぱりお2人の体つきも似通ってきますから。

そしてストレスがたまらないように、自分に厳しすぎないことも大切です。
何より、ご自分の人生を楽しんでいただきたいと思います。

一番大切なのは、家族の愛情

最後に、アップル社をつくったスティーブ・ジョブズの言葉を紹介させてください。
大学卒業生に向けた「Stay hungry, stay foolish（貪欲であれ、愚かであれ）」という言葉が有名ですが、彼は膵臓がんで若くして亡くなる直前に、次のような言葉を残しています。

「人生最後の言葉
私は、ビジネスの世界で、成功の頂点に君臨した。
他人の目には、私の人生は、成功の典型的な縮図に見えるだろう。
しかし、仕事を除くと、喜びが少ない人生だった。
人生の終わりには、富など、私が積み上げてきた人生の単なる事実でしかない。

病気でベッドに寝ていると、人生が走馬灯のように思い出される。

（中略）

死がだんだんと近づいている……

今、やっと理解したことがある。

（中略）

私が勝ち得た富は、（私が死ぬときに）一緒に持って行けるものではない。

私が持って行けるものは、愛情にあふれた思い出だけだ」

私たちには、他の誰かの人生を生きている暇はないこと、そして、人生で一番大事なものは家族の愛情だということを、この言葉は教えてくれているのではないかと思うのです。

おわりに

若い頃は、予期せぬ妊娠を避けるためにヒヤヒヤしていたのに、いざ希望するとなかなかうまくいきません。ご主人も同じ気持ちだと思っているけれど、いざ自分の検査となったら尻込みしたり、積極的な不妊治療には否定的だったり。仕事との両立に疲れてしまったこともあるでしょう。

不妊症には、明らかな原因が存在することもありますが、今でもまだわからないことがたくさんあります。近年、世界中の研究のなかで、着床前胚染色体異数性検査（PGT-A）による卵子の遺伝情報や子宮内膜炎による着床障害、免疫因子などが明らかにされてきました。でも1つひとつはまだまだ研究段階で、しかもその対策ははっきりしないなか、闇《やみ》雲《くも》に検査をすることは得策ではないと私は思います。

本書のなかで述べたように、妊娠を妨げる老化の問題は、エピジェネティクスといって、食生活や環境でいくらでも変わる可能性があります。がんにならないための食事、生活習慣病にならないための食生活がわかってきたのと同時に、卵子の老化を防ぐ方法、着床環境をよくする方法が医学的に解明されてきました。自分の栄養状態や健康に応じて、食生活を変えることで人生が変わるのです。この事実は私たちを勇気づけてくれます。

日々の歩みは、小さくとも必ず実を結びます。前著でも書きましたが、才能や健康はそれぞれ違っても、小さなことにくよくよせず、やり抜く力、「GRIT!」が大切です。そしてこの経験が、これからの人生においてきっと大きな力になると私は信じています。

私は今まで当院に通っていただいたたくさんの方に、前向きに継続する力の大切さを教わりました。また3年前に入学した事業構想大学院大学では、医師としての社会的あり方について学ぶことができました。とくにゼミでは、井手隆司教授、小柳俊郎教授にはたくさんの励ましをいただきました。また栄養学については、藤田紘一郎先生、大森隆史先生、井上正康先生、溝口徹先生など、第一線で活躍されている先生方から直接最新の情報を教わりました。そして今回の出版に際して数々の助言をいただきました青春出版社の深沢美恵子さん、樋口由夏さんには深く感謝しています。

みなさんのこれからの人生が輝くものになる一助になれば幸いです。

2021年春　事業構想大学院大学卒業を迎えて　古賀文敏

付録　検査結果の見方

栄養セラピー(分子整合栄養療法)における、妊娠するために理想的な数値は、一般的な基準値とは異なります。今の自分の体の状態を知る参考にしてみてください。

検査項目①	
血色色素(ヘモグロビン)、**MCV、MCH、MCHC、フェリチン**	
理想値	**説明**
ヘモグロビン:14g/dL以上 MCV:92～100fL MCH:30～33pg MCHC:31.5%以上が望ましい フェリチン:50ng/mL以上目標	貧血の指標になります。一般的な指標はヘモグロビンですが、これが低下するときは、かなり重症です。健康診断で貧血と診断されない場合でも、多くの方に鉄が不足していることがわかっています。 それがよくわかる指標がフェリチンです。これは細胞内に貯蔵されている鉄の量を示します(炎症がある場合は高くなりますので、注意してください)。 鉄が不足することで、生理前の頭痛、肩こり、青あざや息切れなど、多くの症状が出現します。また鉄は、コラーゲンの構成成分なので、肌や髪、爪にも影響します。肌や髪がパサつく、爪の状態が悪い、といった場合は鉄不足の可能性があります。 鉄には赤身肉やレバーなどに含まれる

	動物性のヘム鉄と、ほうれん草やプルーンなどに含まれる植物性の非ヘム鉄があります。最近では、動物性の鉄だけでなく、植物性の鉄も見直されています。質のいい野菜をたくさんとってください。 スピーディな効果を期待する場合は、吸収されやすいサプリメント、ヘム鉄が有効です。保険診療で処方される鉄剤は吸収率が5％程度しかなく、吐き気などの症状が出ますので、ヘム鉄がおすすめです。 MCVが92 fL以下の場合、鉄不足とみなされます。ただしフェリチンが低くてMCVが高い場合は、ピロリ菌感染が疑われます。

検査項目②	
総蛋白（TP）、アルブミン、A/G、γ-GTP、尿素窒素（BUN）	
理想値	説明
総蛋白：7.5g/dL以上 （6.5～8.5）	たんぱく質の代謝状況を測るための指標です。とくにBUNが一番の指標で、これが1ケタのときは、たんぱく質不足、代謝を調整するビタミンB6不足が顕著です。そのときはγ-GTPも低下しています。逆にγ-GTPが低く、BUNが高い、25mg/dL以上は消化管出血を疑います。 アルブミンは栄養状態の総合的指標で、4.0g/dL以下はたんぱく質の摂取不足、炎症などを疑います。
アルブミン：4.5～5.0g/dL	
A/G：1.8程度（1.2以下低値）	
γ-GTP：20U/L程度 （40以上は肝機能障害を疑う）	
BUN：20mg/dL程度 （10～25が基準値）	
＊γ-GTPとBUNは同じくらい	

検査項目③	
AST(GOT)、ALT(GPT)	
理想値	説明
AST、ALTは20〜27U/Lが理想的で、同じくらいの値がよい。 20以下はビタミンB6不足を疑います。35以上は高値。ASTよりALTが高い場合は脂肪肝を疑いますが、ビタミンB6不足があると、どちらも低く出ます。	AST、ALT一般には高いことが問題にされ、肝炎や脂肪肝、肝がんなどの肝疾患と心筋梗塞で上昇します。 検診では、低い場合には異常なしとされますが、分子整合栄養療法では、ビタミンB群の不足と読み取ります。とくにビタミンB6不足は多くの日本人にみられ、つわりの重症化とも関係します。 赤血球はASTを含んでいるので、溶血(採血時に赤血球が壊れること)を起こすとASTが高くなり、ALTは低いままです。

検査項目④	
LDH	
理想値	説明
170〜240U/L (180程度が望ましい) 高いときは、肝疾患や心筋梗塞(500以上)。溶血でも高値になる。高値のときは、血液、筋肉、肝臓などを調べる必要がある。 栄養学的には低値の場合が問題となる。150未満でナイアシン(ビタミンB3)不足が顕著になる。	低値では、基礎代謝の低下、ナイアシン不足、たんぱく質の摂取不足があります。 ナイアシンが不足するとエネルギー代謝が悪くなり、低体温で体力がなくなります。うつなどの精神症状とも関連します。

検査項目⑤	
ALP	
理想値	説明
170〜290U/L 200以上が望ましく、170以下は亜鉛やマグネシウム不足のときに起こる。	ALPが高いときは、がんの骨転移や肺がん、肝機能異常を疑います。ALPが低いとき(170U/L以下)は、亜鉛不足がみられます。 亜鉛は、さまざまなホルモン合成にかかわっており、酵素の活性に欠かせません。亜鉛不足の方は多く、疲れやすさや肌荒れ、脱毛、アレルギーに関係します。 亜鉛は、男性では精子形成にかかわっています。

検査項目⑥	
総コレステロール（TC）	
理想値	説明
180mg/dL以上 160以下は栄養障害。 男性で280以上の場合は脂質代謝異常と診断される。	コレステロールは、脂肪をつくる成分として、またエストロゲンなどのホルモンやビタミンDなどの原料として、ヒトには欠かせない脂肪の一種です。動脈硬化のリスクとして高いことが問題視されてきましたが、妊娠のためには逆に高くなければなりません。 コレステロール低値は、たんぱく質不足、肝障害などが原因で、冷え性やうつとの関連がみられます。良質なたんぱく質、脂質とビタミンB群の摂取が効果的です。アルコール摂取は控えるようにしてください。

検査項目⑦	
尿酸（UA）	
理想値	説明
5～6mg/dL （3.5以下で低値、7.0以上で高値）	尿酸は細胞の燃えかすで、通常は尿と一緒に排泄されます。8.0mg/dL 以上が続くと、尿酸塩という結晶が足の付け根などにたまり、痛風発作を起こします。 女性の場合はエストロゲンの影響を受けるため、尿酸が高くなることはまれです。低い場合は、抗酸化力が落ちているので、ビタミンA、C、Eの摂取が効果的です。またたんぱく質やビタミンB群の摂取が必要です。

検査項目⑧	
ビタミンD（25-OHビタミンD）	
理想値	**説明**
50ng/mL以上（最低30以上）	ビタミンDはコレステロールを原料とし、紫外線を浴びることにより皮膚で合成されます。これまでは、カルシウムの代謝にかかわっていることが注目されてきました。 例えば、くる病（子どもの骨が軟化する病気）はビタミンD不足で起こることがわかっています。過去のものと思われてきたくる病ですが、母乳中のビタミンDが低い人が増えていることから、近年発生が増加しています。 最近では、免疫学的な影響が注目され、花粉症やインフルエンザのほか、新型コロナウイルスの感染にも関与しているのではないかといわれています。 生殖医療の分野でも、30ng/mL以下で流産の頻度が高いことが注目されています。 食事で必要量をとることは難しいので、サプリメントでの摂取をおすすめしています。

検査項目⑨	
1.5AG	
理想値	説明
15μg/mL以下の場合、 食後高血糖が疑われる。	あまり聞きなれない検査項目ですが、1.5AGは尿糖を反映する検査で、尿糖が多く出ると低くなります。ヘモグロビンA1c(1～2カ月の平均血糖)やグリコアルブミン(2週間の平均血糖)が保たれていても、食後に高血糖(160～180 mg/dl以上)になると、低くなります。高血糖がある場合は、低血糖も起こります。この血糖値の上下(血糖値スパイク)が情緒不安定を招きます。

検査項目⑩	
TSH(甲状腺刺激ホルモン)	
理想値	説明
基準値0.5～5.5μIU/mlとされるのが一般的だが、妊娠のためには2.5以下が望ましい。	詳細は45～50ページを参照してください。

一般的な健康診断の血液検査の項目には入っていないものもあります。気になる数値、症状がある場合は、栄養療法を行っている医療機関での受診をおすすめします。

実践医療機関のお問合せ先

オーソモレキュラー栄養医学研究所
https://www.orthomolecular.jp/

参考文献

1章

*1 Inmaculada Moreno, et al, AJOG, 2016,215(6),684-703

2章

*2 厚生労働省「人口動態統計」
*3 Machtinger R, Chavarro JE, et al. Ferti Steril 2017
*4 Braga DP. Reproductive BioMedicine Online,2015,31:30-38
*5 Karayaiannis D. Hum Reprod,2018,33:494-502
*6 Hot SH. Am J Clin Nutr.1997 Nov;66(5):1264-76
*7 Henry RR. Intensive conventional insulin therapy for type II diabetes. Diabetes Care, 1993, 16(1):21-31
*8 Koga Fumitoshi et al. Reprod Med Biol.2020;19:254-264
*9 Duffey KJ,Propkin BM. 1977-2006. PLOS Med.2011 Jun; 8 (6): e1001050.

3章

*10 Hinkle SN. JAMA Intern Med. 2016 Nov 1;176(11):1621-1627.

4章

*11 大森隆史『発達障害を治す』幻冬舎、2014年
*12 大森隆史『αリポ酸よくばり健康法』コスモトゥーワン、2014年

5章

＊13　Karayiannis D. Hum Reprod, 2018,33(3):494-502

＊14　T・コリン・キャンベル、ハワード・ジェイコブソン[著]、鈴木晴恵[監修]、丸山清志[訳]『WHOLE　がんとあらゆる生活習慣病を予防する最先端栄養学』ユサブル、2020年

＊15　厚生労働省「これからママになるあなたへ」

＊16　T・コリン・キャンベル、トーマス・M・キャンベル[著]、松田麻美子[訳]『チャイナ・スタディー　葬られた「第二のマクガバン報告」(合本版)』グスコー出版、2016年

＊17　Souter I, Chavarro JE, for the EARTH Study Team. BJOG. 2017;124:1547-55

＊18　Nobuhiko Hoshi,et al. Journal of Veterinary Medical Science Vol. 75 (2013) No. 6　755-760

・デビッド・A・シンクレア、マシュー・D・ラプラント[著]、梶山あゆみ[訳]『ＬＩＦＥＳＰＡＮ 老いなき世界』東洋経済新報社、2020年

・ジェームズ・W・クレメント、クリスティン・ロバーグ[著]、児島修[訳]『ＳＷＩＴＣＨ オートファジーで手に入れる究極の健康法』日経ＢＰ、2021年

・鈴木功『ボーンブロスでやせる　間ファスダイエット』主婦の友社、2018年

著者紹介

古賀文敏〈こが　ふみとし〉
古賀文敏ウイメンズクリニック院長。日本産科婦人科学会専門医、臨床遺伝専門医、福岡大学産婦人科臨床教授。大分医科大学（現大分大学）卒業後、久留米大学産科婦人科学教室に入局。国立小倉病院や久留米大学病院などで不妊治療にあたり、2007年福岡市に開業。丁寧な診察と高い技術が評判となり、遠方からも多くの患者が訪れている。
著書に『「妊娠体質」に変わる栄養セラピー』（共著・小社刊）がある。

子宮内《しきゅうない》フローラを整《ととの》える習慣《しゅうかん》
「妊活《にんかつ》スープ」で妊娠体質《にんしんたいしつ》に変《か》わる

2021年５月１日　第１刷

著　　者　古《こ》賀《が》文《ふみ》敏《とし》
発 行 者　小澤源太郎

責任編集　株式会社 プライム涌光
電話　編集部　03(3203)2850

発 行 所　株式会社 青春出版社
東京都新宿区若松町12番１号 〒162-0056
振替番号　00190-7-98602
電話　営業部　03(3207)1916

印　刷　共同印刷　　製　本　大口製本

万一、落丁、乱丁がありました節は、お取りかえします。
ISBN978-4-413-23200-5 C0077

青春出版社の四六判シリーズ

自分の中の「親」を浄化する本
親子呪縛を今こそ、解き放つ――
原田真裕美

思考実験が教える あなたの脳の鍛え方
「強み」と「弱み」を知ると思考の幅が広がる
北村良子

大学受験
試験にでる小論文「10大テーマ」の受かる書き方 最新版
樋口裕一 山口雅敏

部下を育てるテレワーク
新しい上司の教科書
片桐あい

「独学」で人生を変えた僕がいまの君に伝えたいこと
千田琢哉

元捜査一課刑事が明かす手口
スマホで子どもが騙される
佐々木成三

保健室から見える 親が知らない子どもたち
大人が気づかない、意外なこころの落とし穴
桑原朱美

心療内科医が教える
疲れた心の休ませ方
「3つの自律神経」を整えてストレスフリーに！
竹林直紀

あなたの意のまま願いが叶う☆クォンタム・フィールド
神秘とリアルをつなぐ量子場の秘密
佳川奈未

他人に気をつかいすぎて疲れる人の心理学
こんなにやっているのに、なぜ分かってくれないんだろう…
加藤諦三